名市大ブックス 10

地域に根ざし、寄り添う医療

～西部医療センターの挑戦

名古屋市立大学 編

西部医療センターの新たなる挑戦

名古屋市立大学　理事／医学部附属西部医療センター　病院長　大原　弘隆

名古屋市立大学（名市大）は開学70周年を記念し、２０２０年10月より『名市大ブックス』の第1巻から第8巻を発刊してきました。皆様よりご好評いただき、この度、第9巻『いのちを守る高度・専門医療～東部医療センターの挑戦』と第10巻『地域に根差し、寄り添う医療～西部医療センターの挑戦』を発刊することができました。

２０１１年5月に名古屋市北区平手町の地に誕生した名古屋市立西部医療センターは、多くの市民の皆さまと地域医療機関の方々に育てられ、年間の分娩件数は１１００件を超え、手術件数は６０００件以上と順調に発展してまいりました。そして２０２１年4月、西部医療センターは「名古屋市立大学医学部附属西部医療センター」として、新たなスタートを切りました。妊婦さんを含めた新型コロナウイルス感染症の患者さんの診療に努めるとともに、これまで力を入れてきた小児・周産期医療、がん医療、脊椎医療を中心に、今後は大学病院としてさらに高度かつ安心・安全な医療の提供を目指します。

２０２１年には手術支援ロボットを導入し、体への負担が少ない、より低侵襲な手術が可能になりました。当院に併設されている名古屋陽子線治療センターでは、２０２０年度の治療件数は６００件を超え、全国最多となりました。今後、より多くの皆さまに「痛みがなく、体にやさしい」先進のがん治療を受けていただけるよう努めてまいります。また、名古屋市立大学病院および同医学部附属東部医療センターと連携して、名古屋医療圏の明日の医療を支える人間味豊かな優れた医師、看護師、薬剤師、放射線技師、理学療法士、臨床検査技師等の医療人を育成いたします。

一方、西部医療センターは、「市民の皆さまに寄り添う」市立病院の特性を併せ持つ「地域に根差した大学病院」を理念として、地域の医療機関の皆さまとの連携をより一層深め、「地域周産期母子医療センター」、「地域がん診療連携拠点病院」、「地域災害拠点病院」などの地域の基幹病院としての役割もしっかりと果たしてまいります。

名市大は7学部7研究科と3大学病院を有する総合大学であり、市民公開講座、講演会、セミナーなど毎年120件以上の講演などを行ってきました。しかし、新型コロナウイルス感染症のために、このような社会貢献活動ができなくなっています。そこで、それらの内容を書籍という形で市民の皆様に貢献できればと考え、企画したのがこの名市大ブックスです。西部医療センターの職員は、医療の基本である患者さんへの優しさやいたわりを一義とし、市民の皆さまにさらに信頼され、愛される病院をめざして、全力で取り組んでおります。この第10巻では、著者全員がそのような思いを込めて執筆いたしました。本書が市民の皆様やご家族の健康増進、健康長寿の一助になりますことを、心より願っております。

目次
Contents

よくある頭痛と怖い頭痛

医学研究科神経内科学　西部医療センター　教授　豊田　剛成

頭痛は誰でも経験し得るありふれた症状ですが、重大な病気の徴候である場合もあります。頭痛を起こす病気は数多くありますが、よくある頭痛と危険な頭痛を厳選し、見分け方と対処法について解説します。

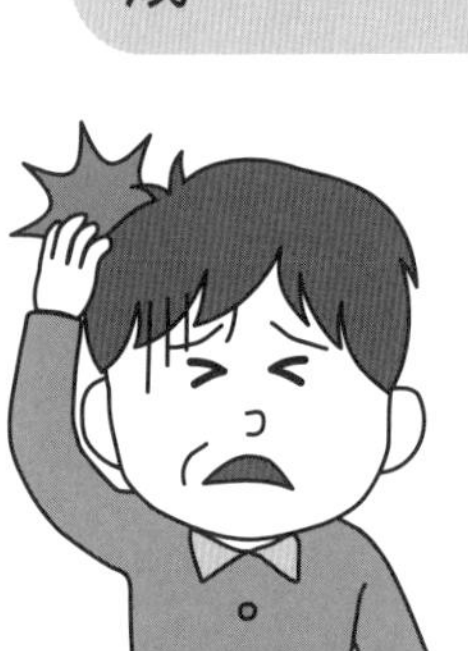

頭痛の分類

頭痛は大まかに、「一次性頭痛（機能性頭痛）」と「二次性頭痛（症候性頭痛）」に分かれます（図表1）。

「一次性頭痛（機能性頭痛）」は、概ね半年以上同じようなパターンの頭痛が続く、慢性経過の〝いつもの頭痛〟です。たとえば「片頭痛」や「緊張型頭痛」などがこれにあたり、頭痛全体の8割を占めます。検査では異常が見つからないことが多く、生命には関わりませんが、生活の質を落とす場合があります。

「二次性頭痛（症候性頭痛）」は、病気の1症状としての頭痛です。「いつもと違う」

「いままで経験したことがない（初めて）」「最近どんどん悪くなってきた」「突然」と形容されることが多い頭痛で、発熱や発疹などほかの身体症状や、運動まひ・感覚障害・意識障害・けいれんなどの神経症候を伴うことがあり、時に生命に関わったり、後遺症をきたしたりする危険な病気の場合があります。

皆さんは、頭痛というと脳の病気を心配されると思います。もちろん脳の病気でも頭痛を生じる場合がありますが、実は脳そのものは痛みを発する臓器ではありません。驚かれるでしょうが、たとえば脳梗塞や脳内出血では、頭痛を伴わないことのほうが多いのです。

頭で痛みを発する部位は、頭部周囲の血管や筋肉、皮膚、髄膜、末梢神経など、脳の周囲にある組織です。痛みを発する部位により、痛み方は異なります。たとえば血管に由来する痛みなら、脈に合わせてズキズキと痛みます。ですから、頭痛がいつから、頭のどこに、どんな風に始まったものか、どう痛むのか、持続時間や頻度はどうかなど、病歴がくわしくわかれば、その頭痛の原因となっている病気をかなり絞り込むことができます。

さて、これはどんな病気についてもいえることですが、その症状が何によるものかを考えるとき、まず「よくある」頻度の高い病気と、「怖い（危険な）」まれであっても緊急性の高い病気を思い浮かべることが重要です。「よくある」あるいは「怖い」頭痛について見ていきましょう。

図表1　日本人の頭痛の原因　鳥取県大山町全住民（約7000人）の全数調査結果

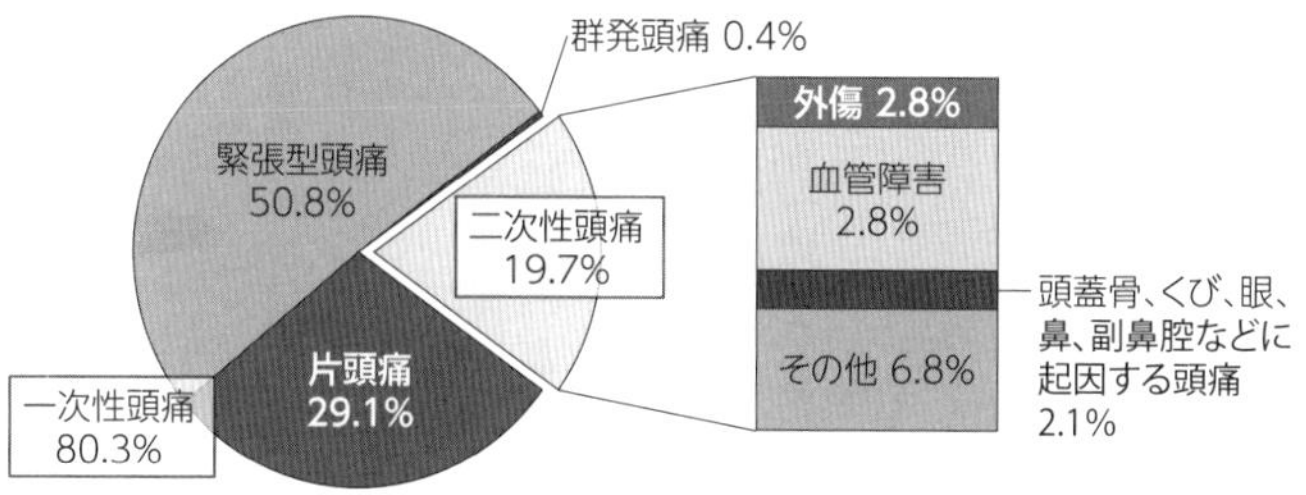

（下村ら, 日本内科学会雑誌 82: 8-13, 1993より改変）

よくある頭痛① 片頭痛

日本人の約10％が抱える、ありふれた一次性頭痛です。女性に多く、遺伝傾向がみられる場合があります。遺伝性の片頭痛にはまれに特殊なもの（家族性片まひ性片頭痛※1やCADASIL※2に伴う片頭痛など）もありますが、ここでは一般的な片頭痛について解説します。

片頭痛では、以下の4つの特徴のうち、2つ以上がみられます。

①目の奥やこめかみの奥など頭の片側が痛む
②脈拍に合わせてズキズキ痛む
③仕事や家事、勉学に支障をきたしたり、寝込んだりするほどひどく痛む
④歩行や階段昇降などの日常的運動で頭痛が悪化する、または頭痛のためにこれらの動作を避ける。

無治療の場合、このような頭痛が4～72時間続きます（ただし、両側で頭痛が起きたり、発作が軽い場合には、頭の芯が重いように感じるだけ、ということもあります）。運動だけでなく、頭を振ったり、飲酒、入浴などの体を温める行為でも悪化することがあります。頭痛発作中には、吐き気や嘔吐《おうと》、普通の明るさでもまぶしく感じてしまう「光過敏」や、たいした物音でもないのにいらいらする

※1 家族性片まひ性片頭痛
運動まひ・脱力を含む前兆のある片頭痛で、近親者にも同様の症状があるもの。原因として、神経細胞の電気的活動に関わるチャネルやポンプの遺伝子変異が指摘されている。

※2 CADASIL
皮質下梗塞と白質脳症を伴う常染色体優性脳動脈症（Cerebral Autosomal Dominant Arteriopathy with Subcortical Infarct and Leukoencephalopathy）。前兆を伴う片頭痛が先行し、大脳白質病変が徐々に進行し、中年期以降に小さな脳梗塞をくり返し、うつ症状や脳血管性認知症を発症する。小動脈の平滑筋に発現して血管壁の機能を保つNOTCH3遺伝子の変異が原因とされる。

ほどうるさく感じる「音過敏」、普段なら心地よく感じる花や食べ物の臭いでも気持ち悪くなってしまう「臭い過敏」などの症状があったり、頭痛に先行して図表2のような光が見える「閃輝性暗点《せんきせいあんてん》」や視野欠損などの前兆を伴うこともあります。

よく片頭痛発作の引き金になるのが、ストレスへの暴露やストレスからの解放です。片頭痛は若い人に多く、有病率も高く、作業能率が低下したり寝込んだりするために社会的損失が大きいのですが、職場や学校での理解が得られず、苦しんでおられる方も多いと思います。

片頭痛が起こる理由と対処法

大脳皮質、三叉《さんさ》神経、血管の機能的関連を原因とする説が有力視されています。三叉神経は、顔面から前頭・頭頂部の皮膚、頭蓋内の髄膜や動脈などに分布する神経で、それらの部位の感覚刺激を脳に伝えます（図表3）。

脳の神経細胞が一時的に興奮し、その後抑制される状態が、大脳皮質に同心円状に広がっていく「皮質拡延性抑制（CSD）」という現象が起こると、閃輝性暗点や疲労感、あくびなどが引き起こされます。この後に、三叉神経から「カルシトニン遺伝子関連ペプチド（CGRP）」という物質が分泌されると、頭蓋内の動脈が拡張し、三叉神経自身も、その先に繋がる脳の神経も敏感になります。これによって、ズキズキした痛みを感じたり、吐き気や嘔吐、感覚過敏、肩こり

図表2　閃輝性暗点の一例

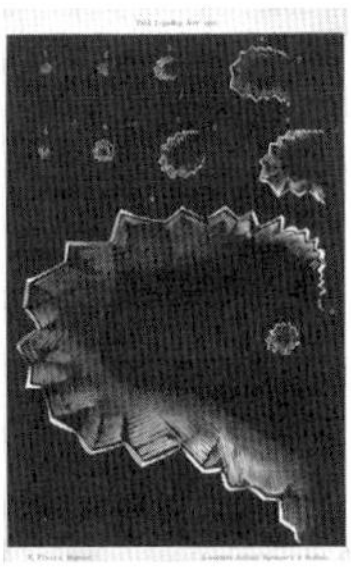

拡張するジグザグ状スペクトル

（Flatau, 1912（Airy, 1870からの引用）https://commons.wikimedia.org/wiki/File:Airy_scotoma1.png）

図表3　三叉神経のある場所

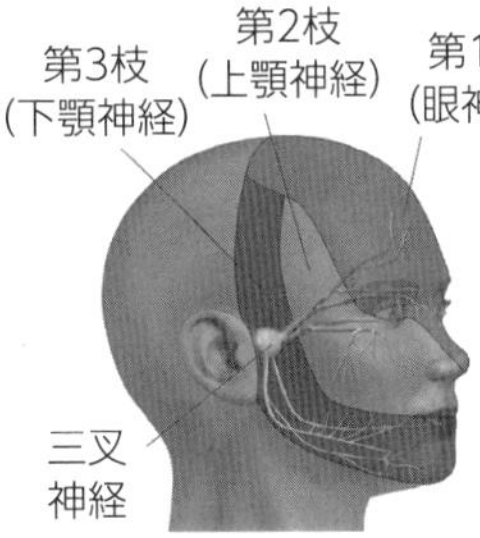

（Bruce Blaus 作画を一部改変 https://commons.wikimedia.org/wiki/File:Trigeminal_Nerve.png）

などの多彩な症状が起きると考えられています。ただし、CSDとCGRPの関連や、脳内でのCGRPの働きについては、不明な点が多くあります。

片頭痛の発作が起きたときの対処法は、通常の鎮痛薬やトリプタン系薬剤、エルゴタミン製剤の内服です。しかしこれらの頭痛薬をあまり頻繁に使用していると、頭痛が慢性化して「薬剤の使用過多による頭痛」(後述)を合併してしまいます。通常の鎮痛薬はひと月に15日未満、トリプタン系薬剤やエルゴタミン製剤は10日未満の使用にとどめるよう、心がける必要があります。

頭痛を誘発しやすい食品[※3]の摂取を避けることで、頭痛の頻度が下がる人もいます。頭痛の回数を減らす目的で投与される発作予防薬には、ロメリジン塩酸塩などのカルシウム拮抗薬《きっこう》、バルプロ酸などの抗てんかん薬、プロプラノロールなどのβ遮断薬、アミトリプチリンやデュロキセチンなどの抗うつ薬が使われます。これらの効果が乏しい場合、CGRP関連抗体を注射する、という選択肢も近年出てきました。

よくある頭痛② 緊張型頭痛

日本人の約2割が抱え、頭痛の原因の約半数を占めるとされている一次性頭痛です。

発症のメカニズムは正確には不明ですが、発症早期については概ね以下のよう

※3 頭痛を誘発しやすい食品
ワインやチョコレートなどポリフェノールを多く含むものや、チーズや調味料などグルタミン酸を多く含むもの、酒類、カフェイン含有飲食物などが頭痛を誘発しやすい。

に考えられています。筋肉の血流には、筋肉が弛緩したときに動脈から流れ込みやすく、緊張したときは静脈に向けて流れ出やすくなる特徴があります。しかし、同じ姿勢を長時間とり続けていると、重い頭部を支えるのに必要な筋肉が弛緩できず、常に緊張した状態になり、筋肉内の血液循環が悪くなります。精神的ストレスにより、血管が収縮してしまうこともあります。

それらの結果、筋肉に酸素や栄養素が不足したり、疲労物質が溜まったりして、頭痛が生じます。頭部周囲の筋肉に、圧迫感や締めつけ感、重だるい感じ、あるいは「ジワーッ」「ドーン」と形容されるような持続的な痛みが起きるのです。頭部周囲の筋肉を圧迫すると、痛むことがよくあります。頭の向きを変えたときなどに浮遊感を覚える例もあります。

肩こりを高頻度に伴いますが、肩こりは片頭痛でもよく起きます。緊張型頭痛は頭の両側に起こることが多いですが、片側の場合もあります。緊張型頭痛は運動や入浴で悪化せずむしろ改善する場合が多いこと、嘔気・嘔吐を伴わないことで、片頭痛と鑑別します。

緊張型頭痛では、原因を除去するのが一番です。つまり、頭・首・肩の体操で筋緊張・弛緩をくり返したり、入浴やホットパックで温めて血管を拡張させたりして、筋肉の血流を改善する。精神的なリラックスを得る、などです。

薬物治療では、抗うつ薬や抗不安薬、筋弛緩薬などを予防的に投薬する場合があります。通常の鎮痛薬も有効ですが、どうしてもという場合のみに控えるのが

【脳が痛みを記憶して頭痛が慢性化・難治化するメカニズム】

痛みが長く続くと、痛み刺激を伝える神経回路網が発達し、痛みに敏感になったり、痛み刺激自体が消えても痛みを感じたりするようになってしまう（中枢性感作）。また、痛みが長く続くと、痛みに対する不安や恐怖によって悲観的になり、活動による達成感や楽しみ（報酬系への刺激）が制限されて抑うつ状態となり、さらに痛みが強くなる悪循環に陥る。

慢性痛については、くわしくは名市大ブックス第4巻『家族を守る医療と健康』収録の「慢性痛」をご参照ください。

無難です。鎮痛薬ばかりに頼って根本的な問題解決をしないと、頭痛の頻度が増加し、脳が痛みを記憶して慢性化・難治化してしまいますし、薬剤の使用過多による頭痛にも発展します。

よくある頭痛③ 薬剤の使用過多による頭痛（薬物乱用頭痛）

片頭痛や緊張型頭痛をお持ちの方の中に、頭痛が起こりそうだと感じたり、頭痛が始まってすぐのところで、頭痛薬を飲んでしまう方がおられます。これをくり返し、頭痛薬を3カ月を超えて定期的に乱用[※4]してしまうと、「慣れ」で頭痛薬が効きにくくなります。以前からの頭痛が顕著に悪化したり、新しいタイプの頭痛が出現したりして、頭痛が1カ月に15日以上も生じるようになってしまいます。このような二次性頭痛を、「薬剤の使用過多による頭痛（薬物乱用頭痛）」と呼んでいます。

対処するには、原因となった系統の頭痛薬を中止するしかありません。しかし、頭痛がいったん悪化してから改善する、という経過をたどることが多いので、改善する前に挫折してしまいやすいのが問題です。

また、このような乱用の背景には、依存的要素があります。原因薬物を中止できても、4割は再び乱用に陥り、再発するといわれています。最初から頭痛薬を乱用しないように気をつけ、薬物乱用頭痛に陥らないようにすることが重要です。

※**4** アセトアミノフェンや非ステロイド性抗炎症薬のような通常の鎮痛薬では1カ月に15日以上、トリプタン系薬剤やエルゴタミン製剤、オピオイド（麻薬そのもの、あるいは麻薬様の作用を表す物質）では1カ月に10日以上の使用を指す。

よくある頭痛④ 神経痛

「神経痛」は、ある1本の末梢神経が分布する領域で、1秒以内から2分間程度、電気が走るように放散する発作的な痛み（電撃痛）です（図表4）。不規則にくり返す特徴があります。発作と発作の間は通常無症状ですが、鈍痛が持続することもあります。

大抵の神経は左右に1本ずつあり、原則、左右のどちらかだけが痛みます。ズキズキと表現されるため、片頭痛と間違われやすいですが、片頭痛のズキズキは一般的に脈と合っているのに対し、神経痛は間隔が不規則であるところが見分けるポイントです。

図表4　神経痛とは

・短時間（1秒以内～2分間）の電撃痛
・神経支配領域に沿って放散する
・同一部位に不規則にくり返す

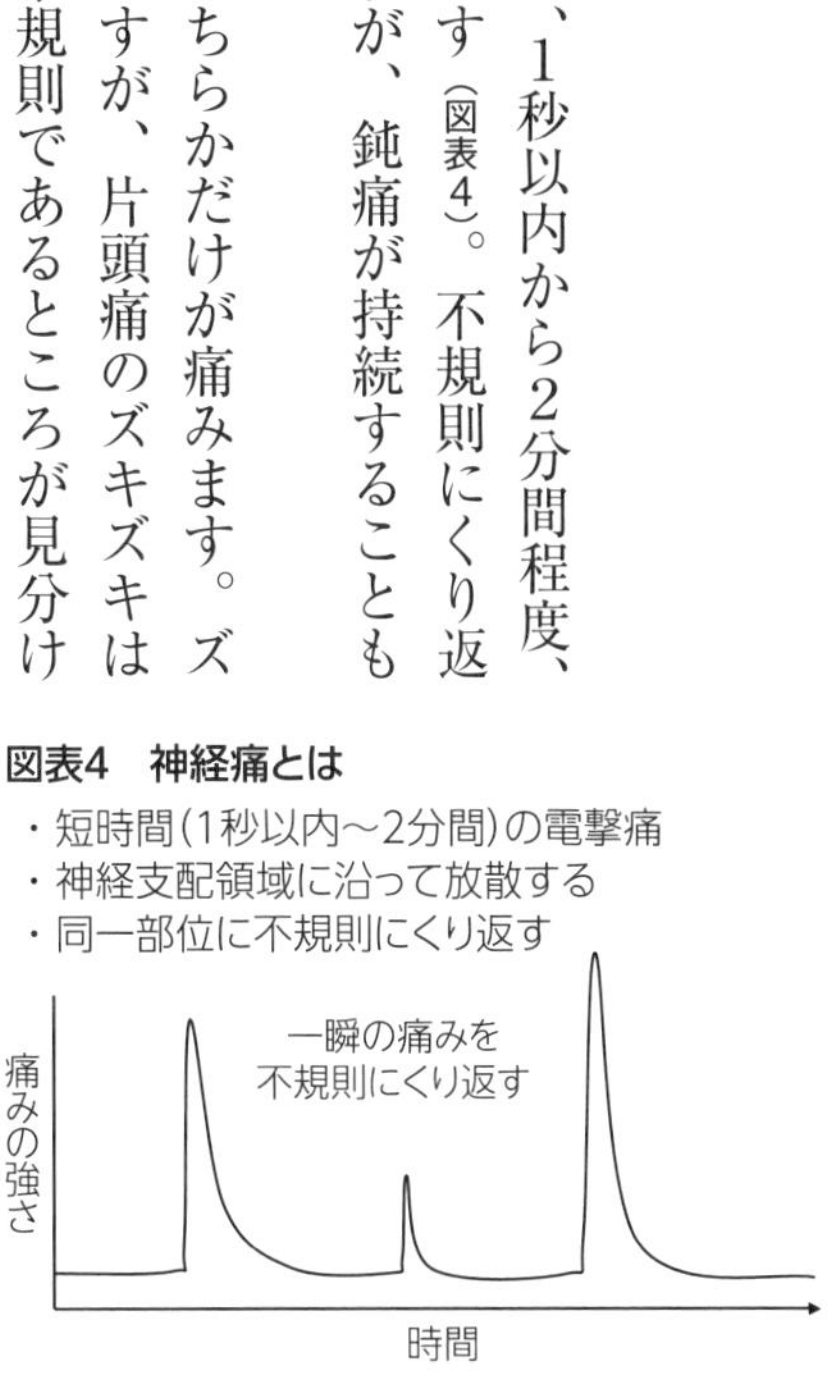

Ⅰ 三叉神経痛

図表3を見るとおわかりいただけると思いますが、三叉神経は文字通り、三つ叉《また》に分かれています。第1の枝は眼窩《がんか》から頭頂部にかけて、第2の枝は眼の下から上あごにかけて、第3の枝は下あご主体に分布しています。これらの領域に生じる神経痛を、「三叉神経痛」といいます。

三叉神経痛は、洗顔、ひげそり、歯磨き、食事（咀嚼《そしゃく》）、会話、喫煙などで誘発され、痛む側の顔面筋にけいれんが生じることがあります。原因として多いのは、動脈硬化によって蛇行・迷走した脳の動脈が、三叉神経の生え際に接触・圧迫し、三叉神経が敏感になることです。

Ⅱ 後頭神経痛

後頭神経は、後頭部から頭頂部にかけて分布する大後頭神経と、そのやや外側に分布する小後頭神経、耳の後ろから下にかけて分布する大耳介神経の総称で、これらの領域に生じる神経痛を「後頭神経痛」といいます（図表5）。首を動かしたり、後頭神経の走行部を皮膚の上から圧迫したりすると電撃痛が走るのが、典型的な後頭神経痛です。

後頭神経は、重い頭を支える筋肉を貫いて皮膚に分布しているため、同じ姿勢で長時間いたり、悪い姿勢でいると、神経が筋肉により圧迫されて敏感になり、後頭神経痛を生じます。あまり有名ではありませんが、私の経験からはかなりよくある病気です。おそらく医師側がこの病気を認知しておらず、誤って片頭痛や緊張型頭痛に分類していることが多かったのではないかと思われます。

後頭神経痛に限り通常の鎮痛薬が効くことがありますが、一般的には神経痛に対して鎮痛薬は無効です。神経の過剰な興奮を抑える目的で、抗てんかん薬（カルバマゼピンなど）や神経原性疼痛《とうつう》治療薬（プレガバリンやミロガバリンなど）がよく使われます。痛みが強い場合には、局所麻酔薬などを利用した神経ブロック注射を行うことも。三叉神経痛のひどいものでは、放射線治療（ガンマ・ナイフ）や手術（神経血管剥離《はくり》術）が必要になる場合もあります。

図表5　後頭神経の走行

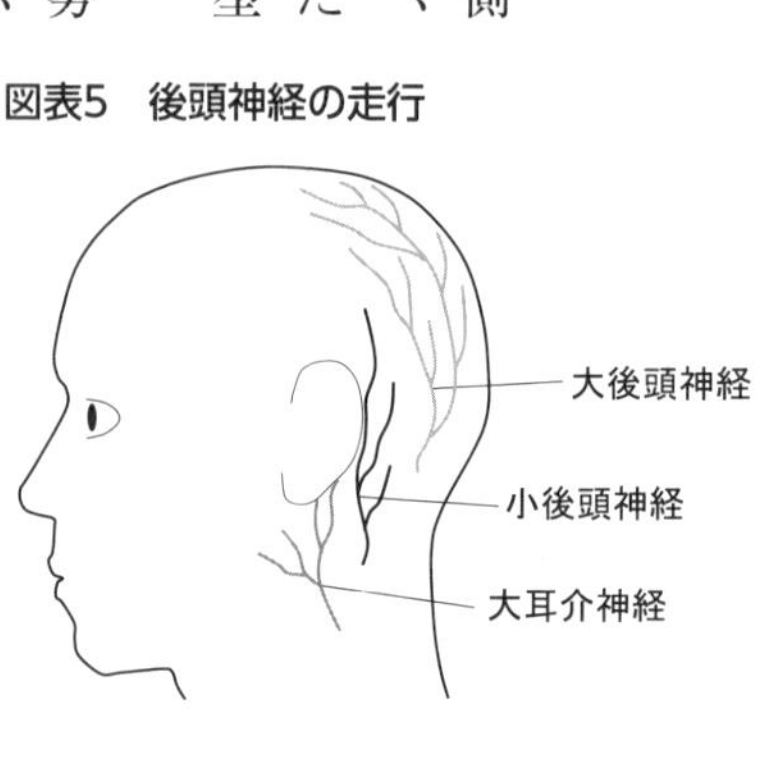

なお、神経痛が帯状ヘルペス（帯状疱疹《たいじょうほうしん》、おびぐさ）によって起こる場合が時々あります。痛みが出現した数日後に、小さな水疱を伴うぷつぷつした皮疹が出現してきたら、帯状ヘルペスの可能性があります。治療せずに放置すると、皮疹が治った後も一生つらい痛みが残ってしまうことがあり、特に三叉神経第一枝領域に帯状ヘルペスが出た場合は、角膜が傷つくなどして視覚障害の後遺症をきたすことがあります。帯状ヘルペスを疑ったら速やかに皮膚科を受診し、抗ウイルス薬で治療しましょう。

まれに神経そのものの腫瘍（神経鞘腫《しょうしゅ》など）や、腫瘍などによる神経の圧迫で神経痛が起こる場合もあるので、数週間以上改善しない場合には、一度ＭＲＩなどで検査しておいた方がよいでしょう。

怖い頭痛① くも膜下出血による頭痛

「くも膜下出血」は、脳動脈瘤《りゅう》（脳動脈の壁の一部が薄くなり、そこが血圧に負けて膨れたもの）が破裂して生じる病気です。脳動脈瘤の大きさが5㎜以下の場合は、1年の間に破裂する可能性は1％以下ですが、5㎜を超えると破裂率が飛躍的に高まるといわれています（図表6）。

脳動脈瘤が破裂すると、脳の表面（くも膜下腔）[※5]に出血が拡がり、髄膜や血管に分布する神経を刺激するため、頭痛を生じます。よく「バットで殴られたよう」「斧やなたで割られたよう」な突然の激しい頭痛が特徴といわれます。例外もあ

図表6　くも膜下出血の頭部CT

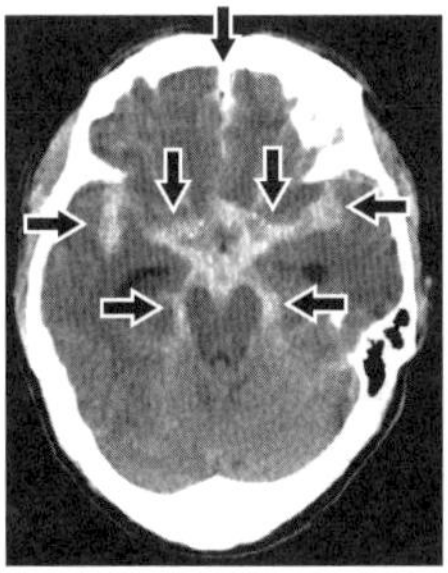

くも膜下腔にヒトデ型高吸収域（白いところ）を認める（矢印）

※5　**くも膜下腔**
脳の表面に3枚ある髄膜のうち、中層のくも膜と内層の軟膜の間。

りますが、痛む場合には基本的にこれまで経験したことのないような痛み方をします。

嘔吐や意識障害が半数程度にみられ、運動まひや感覚障害、言語障害などを伴うこともあります。また、頭を振ると頭痛が強くなったり、あごを胸につけられなくなったりする「髄膜刺激徴候」が、約2／3の症例でみられます。

これらの症状が出た場合は、速やかに病院を受診し、必要に応じて頭部CTやMRI、脳血管造影などの検査を受けた方がよいでしょう。くも膜下出血には救急の脳外科的な再出血防止処置（経動脈的コイル塞栓術、開頭クリップ術など）が行われますが、それでも死亡率が約50％、後遺症率20％のたいへん恐ろしい病気です。予防として高血圧を適切に管理・治療し、脳動脈瘤をつくらない、大きくさせない、破裂させないことが大切です。脳ドックなどで大きさが5㎜を超える動脈瘤が見つかった場合には、まだ破裂していなくても、経動脈的手術や開頭手術を行うことがあります。[※6]

※6　くわしくは名市大ブックス第1巻『人生100年時代 健康長寿への14の提言』収録の「カテーテル治療がさまざまな脳の病気を解決！」をご参照ください。

怖い頭痛②　動脈解離による頭痛

「動脈解離」とは、動脈の壁が内側から裂けて、そこに血液が流れ込み、本来の血液の通り道（真腔）のほかにもうひとつの通り道（偽腔）ができることをいいます。頭頸部の動脈解離は、首をひねったりたたいたり、振動が加わったりと、機械的な刺激を日常的に受けることで発症することがあります（図表7）。

動脈が裂けると痛みが生じます。痛みの多くは片側のみで、平均4日間ほど続き、片頭痛や寝違いと誤解されることがあります。

動脈解離を起こした部位では、偽腔の動脈壁が膨れて、動脈瘤からくも膜下出血へと移行したり、真腔が狭くなって脳への血流が減り、脳梗塞をきたすことがあります。そうなると、頭痛や首の痛み以外にも、めまいやふらつき、しびれ、両眼で見たときにものが二重に見える、言語障害、嚥下《えんげ》障害（主に水分を飲むとむせる）、運動まひ、意識障害などさまざまな神経症状が現れます。

診断はＭＲＩや造影ＣＴ、脳血管造影などで行います。治療方法は、血管の状態や神経障害の状況によりさまざまで、経過観察や薬物治療で済む場合もあれば、脳外科的手術を要する場合もあります。

頭頸部の動脈解離は、日常生活動作の中でごくまれに（運悪く）発症するため、予防するよい方法は、残念ながらありません。突然生じた頭や首の痛みに、神経症状を合併したら、速やかに病院を受診して下さい。

怖い頭痛③　慢性硬膜下血腫による頭痛

「慢性硬膜下血腫」は、脳の表面に3枚ある髄膜のうち、外層の硬膜と中層のくも膜の間にゆっくり血液が溜まって、脳を圧迫する病気です。

高齢になると脳が萎縮して、隙間ができます。そこで頭をぶつける、転倒する

図表7　動脈解離のパターン

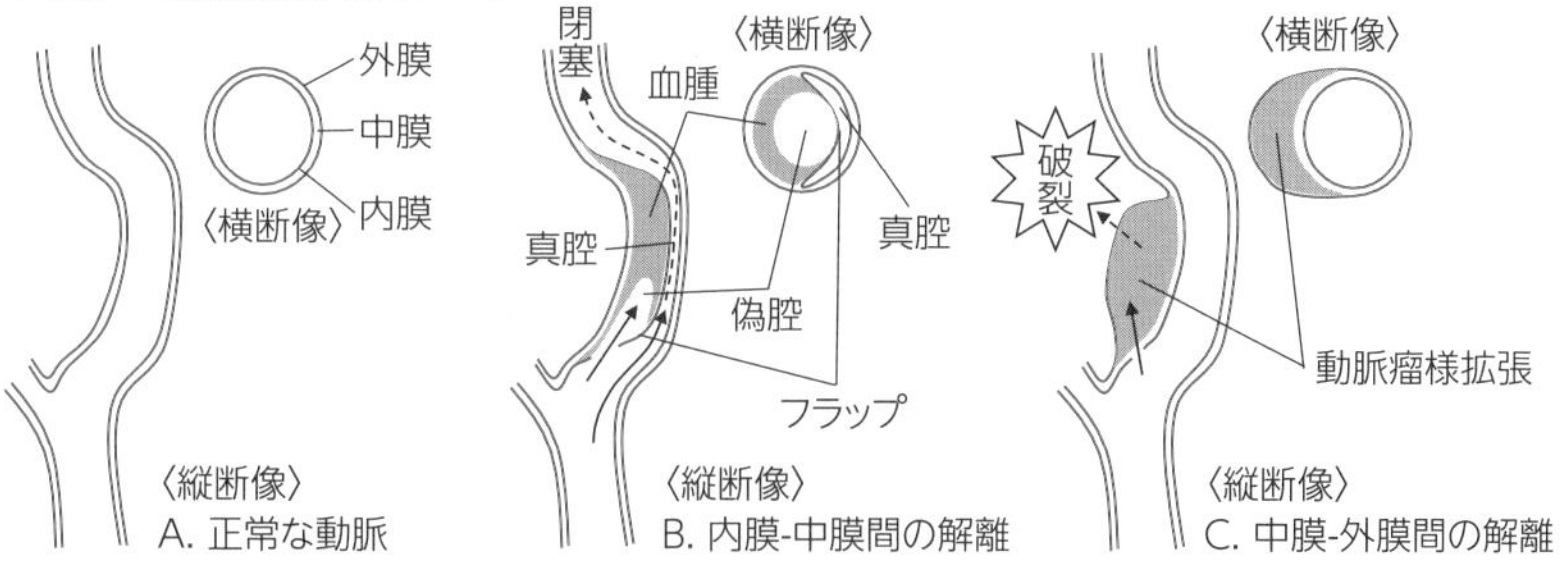

などした際、衝撃で脳が揺さぶられ、硬膜とくも膜を橋渡しするように存在する「架橋静脈」が引っ張られて破れ、出血します。これで、慢性硬膜下血腫が起こります。静脈からの出血のため、血液はゆっくりと溜まり、頭を打った直後では検査してもわからず、1～2カ月半程度経ってから明らかになることがよくあります。

症状は進行性の頭痛、歩行障害、運動まひ、認知症など多彩です。頭痛を伴わないこともありますし、自覚症状があっても、診察では明らかな異常が認められないこともあります。患者さん自身が頭を打ったことを忘れている場合もありますが、頭痛や神経症状がだんだん悪化するような場合には、この病気も疑ってみてください。頭部ＣＴ（あるいはＭＲＩ）を撮れば、ほぼ診断がつきます（図表8）。

治療は、血腫の大きさによります。小さければ、血腫が自然に吸収されるのを期待して（抗血栓薬を飲んでいる人は一時休薬して）、たまにＣＴで経過を追うだけで済むこともあります。血腫の吸収を促進するために漢方薬（五苓散《ごれいさん》など）を飲んでいただく場合もあります。血腫が大きい場合は、頭蓋骨に穴を開けて血腫を取り除く手術（穿頭血腫除去術）が必要になります。

怖い頭痛④ 閉塞性睡眠時無呼吸症候群による頭痛

閉塞性睡眠時無呼吸症候群は、睡眠中にのどが閉塞して呼吸が一時的に止まる

図表8　慢性硬膜下血腫の頭部CT

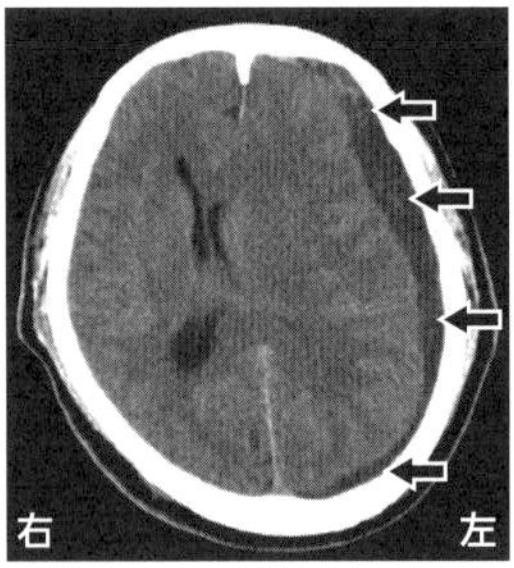

左側頭部の硬膜下に三日月型の血腫収域を認める（矢印）

病気です。いびきはのどが閉塞しかかっているときに生じるので、いびきのひどい人は要注意です。肥満体型の人に多いとされていますが、扁桃肥大や、のど周辺の骨格によって生じる人もいます。

睡眠中の呼吸が止まっている間に、体内には二酸化炭素が溜まり、その結果脳の血管が拡張して、起床時に脈打つような頭痛を生じます。起床後しばらくして呼吸が安定すると、溜まっていた二酸化炭素が徐々に体から出て行き、しばらくして頭痛は治まります（早朝頭痛）。呼吸停止中は血圧が上昇するので、心臓や血管の病気にかかりやすくなります。

閉塞性睡眠時無呼吸症候群の診断は、「睡眠時ポリグラフィ（ポリソムノグラフィ）」、あるいはその簡易型である「アプノモニター」という検査で、夜間睡眠中の無呼吸状態を記録することで行います。治療は、非侵襲的陽圧換気法[※7]やマウスピースを使用して睡眠中の気道確保をするのが一般的ですが、手術が必要な場合もあります。肥満の場合は、やせることも大切です。

怖い頭痛⑤ 脳腫瘍による頭痛

脳腫瘍にはいろいろな種類がありますが、腫瘍が大きくなると頭蓋内の圧力が上がり、睡眠中の無呼吸が増えます。咳、くしゃみ、いきみ動作や前屈姿勢など、頭蓋内圧を上げる動作で、頭痛は悪化します。頭痛よりも先に、神経症候（まひ、視覚障害、言語障害、けいれん、意識障害など）が出ることもよくあります。

※7 **非侵襲的陽圧換気法**
Non-invasive Positive Pressure Ventilation（ＮＩＰＰＶ、ＮＰＰＶ）：通称ニップ。
鼻または鼻と口の両方をぴったり覆うマスクを装着し、そこから人工呼吸器で空気を送り込むことで、呼吸を補助する方法。これにより、気道を押し広げて、閉塞を防ぐ。

脳腫瘍の有無や種類は、ＣＴやＭＲＩ（例：図表9）で概ね察しがつきますが、種類の正確な同定や治療法の検討には、病理診断（病変組織を採取して染色し、顕微鏡で観察して診断すること）を要することがあります。治療法（手術、化学療法、放射線療法など）やその後の経過（予後）は、腫瘍の種類によって異なります。

怖い頭痛⑥ 感染性髄膜炎・脳炎による頭痛

微生物（細菌、結核菌、真菌（カビ））やウイルスが頭蓋内に入り炎症をきたしたもので、髄膜周囲の炎症にとどまるものを「感染性髄膜炎」、脳実質にまで拡がったものを「感染性脳炎（髄膜脳炎）」といいます。

発熱後1～2日経過してから頭痛が出現することが多く、吐き気や、頭を振ると頭痛が強くなったり、あごを胸につけられなくなったりする髄膜刺激徴候をよく伴います。髄膜炎の大半は、数日間程度で自然治癒するウイルス性髄膜炎（無菌性髄膜炎）ですが、中には意識障害やけいれんを伴う重症の髄膜脳炎もあります。

特に「細菌性髄膜炎（化膿性髄膜炎）」と「ヘルペスウイルス脳炎」は、時間単位で刻々と病状が悪化し、半数近くの例で致命的になったり後遺症をきたしたりするので、直ちに検査・治療を行う必要があります。また「結核性髄膜炎」や「真菌性髄膜炎」は、進行が日～週単位でややゆっくりですが、原因菌をなかなか同定できない場合があり、治りも悪く、やはり致命的になったり後遺症をきたした

図表9　乏突《ぼうとっ》起《き》膠腫《こうしゅ》の頭部造影MRI

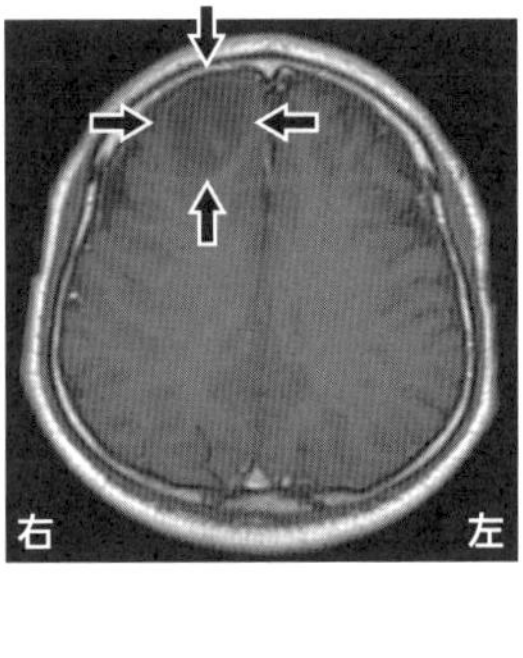

右前頭葉に低信号域（黒っぽいところ）を認める（矢印）
内部の一部に造影効果（白っぽいところ）を認める

りし得る病気です。

髄膜炎や脳炎は、ＣＴやＭＲＩでは異常が認められない場合があり、診断には髄液検査が（場合によっては複数回）必要です。治療は原因となった微生物・ウイルスに対する薬剤があればそれを使用するほか、副腎皮質ステロイドや抗浮腫薬を使ったり、抗けいれん薬、解熱鎮痛薬による対症療法をしたりします。

怖い頭痛⑦ 急性緑内障発作による頭痛

最後に、神経疾患以外の「怖い」頭痛をひとつ、ご紹介します。眼科領域の病気である「急性緑内障発作」[※8]です。

眼の中には、「房水」という水が循環しています。房水はひとみの後ろにある毛様体でつくられ、瞳孔を通って、角膜と虹彩の間（隅角）に流れ、隅角にある線維柱帯をくぐって「シュレム管」で吸収されます。

急性緑内障発作では、房水が流れ出る隅角が塞がり、房水が溜まって急激に眼圧が上昇します。症状は、発作が起きたほうの眼の痛みや、角膜が濁ることによる目のかすみ、視覚障害、瞳孔径の左右差、結膜充血などです。しかし、「眼が痛い」ではなく「頭全体が痛い」と感じ、吐き気・嘔吐を伴うこともあるため、脳の病気と勘違いされて診断が遅れる場合があります。放置すると視野・視力障害が進行して失明に至ることがあるので、疑ったら早急に眼科受診をしましょう。

【ＣＴやＭＲＩで見つけられない脳腫瘍もある!?】

脳以外の組織の悪性腫瘍が、頭蓋内に転移することがあります。これを「転移性脳腫瘍」といい、その中に「髄膜がん種症」（がん性髄膜炎、髄膜播種）があります。転移してきた腫瘍が、大きな塊をつくらずに、脳や脊髄の表面（くも膜下腔）にある髄液の中に浮遊して薄く拡がるものです。

髄膜がん種症では、頭痛のほかに首や腰の痛み、吐き気、脳神経まひ、けいれん、意識障害などが起こります。ＣＴやＭＲＩで異常を見つけられないことがあり、診断には髄液検査が必要です。治療方法は、転移の元になったがんの種類によって異なります。

※8　緑内障については、くわしくは名市大ブックス第1巻『人生100年時代 健康長寿への14の提言』収録の「失明の原因第1位、緑内障」をご参照ください。

甲状腺が悪いといわれたら

医学研究科消化器・代謝内科学　西部医療センター　教授　今枝　憲郎

人間ドックのデータによると、40歳以上の健康成人の約5人に1人に、なんらかの甲状腺の病気が見つかっています。本記事では、もし甲状腺が悪いといわれたら、どんな病気が考えられるか解説します。西部医療センターには周産期センターがあるため、妊娠に伴う甲状腺疾患についてもお話しします。

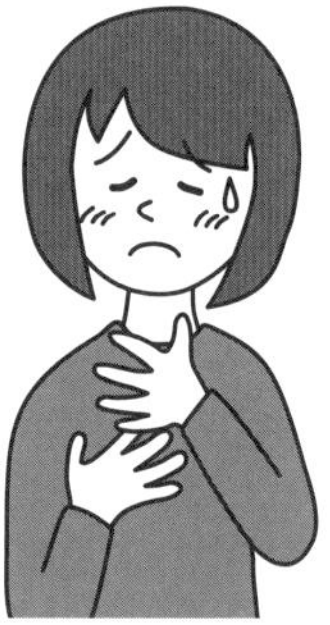

甲状腺とは

甲状腺は、頸《けい》部にある内分泌臓器です。俗に「のど仏」といわれる「甲状軟骨」のやや下に、気管を両側にまたぐようにあります。前から見ると、蝶々《ちょうちょう》のような形をしています（図表1）。側葉の大きさが縦4～4・5㎝、横幅1・5㎝、厚さ1㎝程度で、左右合わせて重さは約15g程度です。

よく「甲状腺って何をしている臓器なの？」と聞かれます。甲状腺は全身の代謝や発育に関わる「甲状腺ホルモン」を分泌する臓器です。

図表1　甲状腺の構造

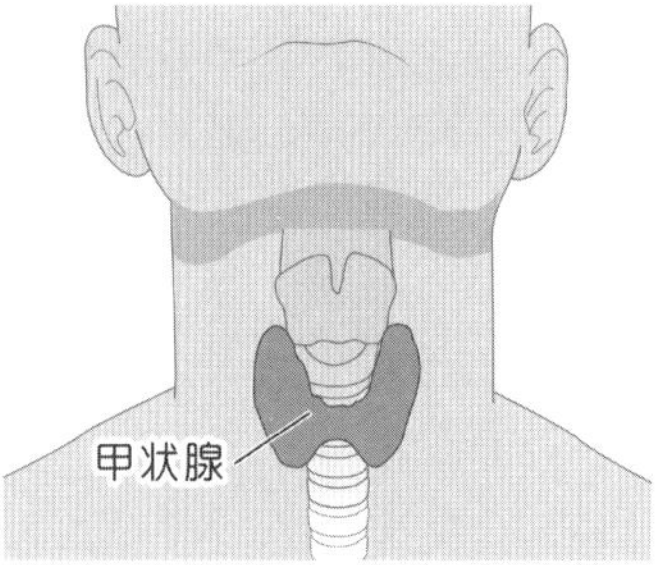

甲状腺ホルモンの働きは多様です。成長や発達に関しては、中枢神経、骨格筋、骨の成長・発達を促進しています。そのため、妊娠中の胎児や出生後の赤ちゃんの発育には、とても重要なホルモンです。

代謝に関しては、脂肪を代謝して熱をつくり出し体温を維持したり、心臓の収縮力や心拍数を増加させたり、消化管の動きを亢進して便通をよくしたりします。甲状腺ホルモンが過剰に出ると、神経の働きが活発になってイライラしたり、熱が過剰につくられて暑がったり汗かきになったり、心拍が増えて運動をしていなくても心臓がドキドキしたりします。

甲状腺ホルモンを備蓄する、人体の仕組み

甲状腺のホルモンには、「T３（トリヨードサイロニン）」と「T４（サイロキシン）」の２種類があります。３と４は、甲状腺ホルモンに結合しているヨウ素の数を表します。T３はホルモン活性がT４より約10倍強く、半減期はT３が２日間ほど、T４は約１週間と長めです。ヒトの甲状腺でつくられるホルモンの８割ほどはT４で、残り２割がT３です。

ホルモンの産生には「ヨウ素」という元素が必要ですが、ヨウ素はヒトの体内にはなく、食事から摂取しなければなりません。そこで人体は、食事が一時的に摂れなくなって体外からヨウ素が入ってこなくなっても、ホルモンがすぐに枯渇しないよう、甲状腺内に無数にある「濾胞《ろほう》」に備蓄するシステムをとっています。

濾胞はカプセルのような構造物で、蓄えられた甲状腺ホルモンは必要に応じて血液中に分泌され、全身に運ばれます。

各臓器に運ばれたT4は、脱ヨウ素酵素のはたらきでヨウ素を1つ外され、T3に変換されます。最初は穏やかで長持ちするT4の形でつくって溜めておき、必要な場所にまで運ばれたところでT3に変身させ、短い時間で強力に働かせる、という実に合理的なメカニズムで生体をコントロールしているのです。人体の機能の巧みさには、いつも感心させられます。

甲状腺が大きいといわれたら

進学や就職時の健康診断で「甲状腺が腫れてますね」と指摘された患者さんが、よく内分泌内科を受診されます。実際に甲状腺が腫れているかどうかは、視診や触診だけではなかなかわかりません。そんな場合は、甲状腺エコー（超音波検査）で確認します（写真1）。甲状腺ではなく、甲状腺の上のいくつかの骨格筋が腫大している、というケースもあります。当科では、甲状腺異常の疑いで受診される患者さん全員に、甲状腺エコーを行っています。

写真2に、正常の甲状腺のエコー像を示します。甲状腺は明るいグレーで、きめが細かく全体に均一です。検査でたくさんの甲状腺を見ていると、写真2のような正常の甲状腺を見たときには「きれいな甲状腺だなぁ」と心の中で感心してしまいます。

写真1　甲状腺エコー

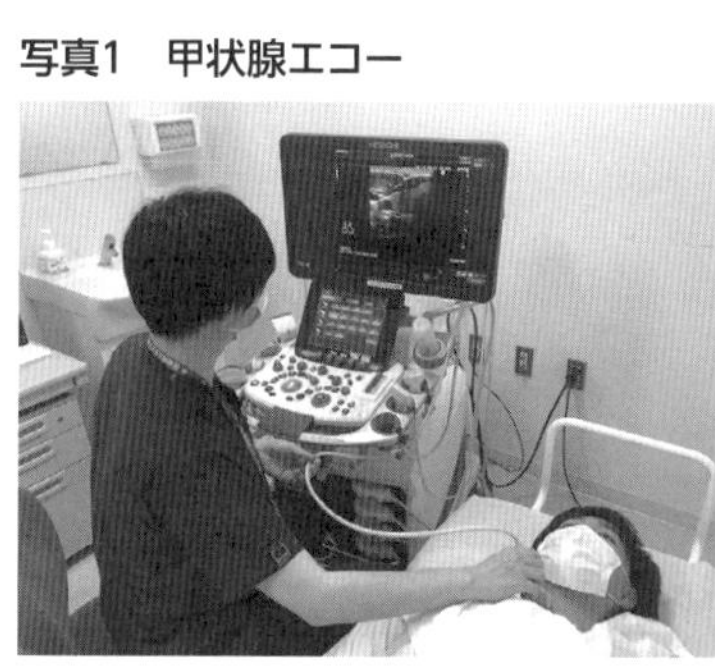

写真2　正常甲状腺エコー画像（61歳、男性）

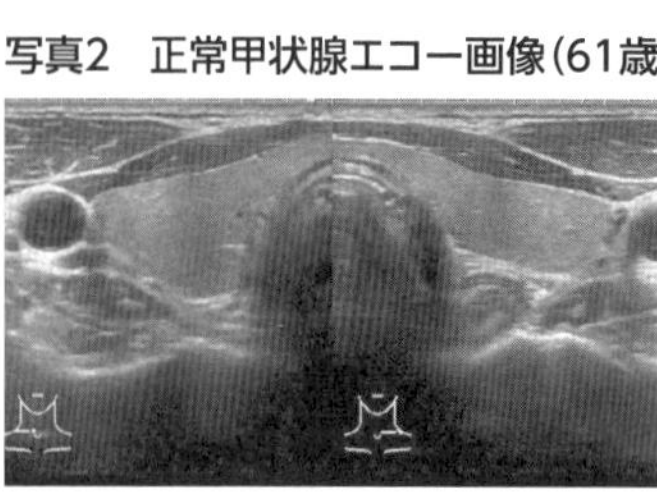

中央の馬のくらのように見える白っぽい臓器が甲状腺。一般に右葉に比べて左葉が小さい。左葉の内側下方に見える黒っぽい円形の部分は食道

これまでに印象的だった正常甲状腺は、健康診断で頸部腫大を指摘された20代前半の女性のものでした。視診の段階では、確かに頸部の腫大が目立っており、甲状腺腫大を疑ってエコーを行いました。結果、骨格筋がかなり腫大していましたが、甲状腺は正常でした。「何か首を使うことをしていましたか？」とおたずねすると、学生時代にダンス部（ヒップホップ系）で活躍されており、相当激しく頭を振って首の筋肉を使っていたそうです。ダンスで骨格筋が腫れることがあるとは思いませんでした。

甲状腺腫大のことを、医学用語では「甲状腺腫」と呼びます。「大」をあえて書きません。甲状腺腫の代表格は「バセドウ病」[※1]と「橋本病」です。バセドウ病では、甲状腺全体が腫大すると共に、甲状腺ホルモン分泌が亢進します。一方、橋本病では、甲状腺ホルモン分泌が低下します。ほかにまれな病気で、脳下垂体にＴＳＨ（甲状腺刺激ホルモン）産生腫瘍ができ、ＴＳＨが過剰に産生され、刺激された甲状腺に腫大が起きるというものがあります。これは、「中枢性甲状腺機能亢進症」と呼ばれてます。

病気とは言い難い甲状腺腫もあります。「単純性甲状腺腫」と呼ばれるもので、甲状腺が全体的に腫れますが、腫瘍や炎症はなく、ホルモン値にも異常がありません。思春期前の女性に最も起こりやすく、加齢と共に減少します。女性ホルモンが原因と考えられていますが、血縁者にバセドウ病や橋本病の人がいる場合に起こりやすく、バセドウ病や橋本病の前段階であるとも考えられています。

※1　バセドウ病

日本では「バセドウ（Basedow）病」と呼ばれることが多いが、欧米では「グレーブス（Graves）病」と呼ばれる。いずれもこの病気を報告した医師の名前で、グレーブスはアイルランドの内科医・Robert James Graves（1796～1853）から。1835年に甲状腺腫と動悸を認めた3例の症例を報告している。バセドウはドイツ・メルゼブルグ地方の開業医・Carl Adolf von Basedow（1799～1854）からで、1890年に甲状腺腫、眼球突出、動悸を示した3例を報告している。

日本はドイツ医学の影響を強く受けているため、「バセドウ病」が慣例的に使われるようになった。

甲状腺ホルモンが異常に増えるバセドウ病

血液検査で、甲状腺ホルモン値の異常が指摘されることがあります。血液検査で測定されるのは、ＴＳＨ、ＦＴ３[※2]、ＦＴ４です。ＴＳＨは下垂体から分泌される甲状腺刺激ホルモンで、ＦＴ３はＴ３、ＦＴ４はＴ４の中で実際にホルモン活性を持つ、血中浮遊成分の値を示します。

甲状腺ホルモン値が上昇している場合（血液検査ではＴＳＨが低く、ＦＴ４とＦＴ３が高い）は、バセドウ病が疑われます。バセドウ病では、血液中に持続的に甲状腺を刺激しホルモンを過剰分泌させる「抗ＴＳＨレセプター抗体」が認められます。症状としては、頻脈、暑がり、発汗、体重減少、手の震え、下痢などがあります。「食べても食べても体重が減るようになった」「暑くて自分だけ周りの人より薄着といわれる」「手が震えて箸でうまくつかめない」などの症状でよく受診されます。甲状腺エコーでは、全体の甲状腺腫大と血流の増加がみられます（写真３）。

バセドウ病の治療には、まずは甲状腺ホルモン産生を抑える抗甲状腺薬を内服します。抗甲状腺薬には、甲状腺ホルモンの産生を抑える「チアマゾール（メルカゾール®）」と「プロピルチオウラシル（プロパジール®）」、甲状腺ホルモンの産生も分泌も抑える「無機ヨウ素」があります。

薬剤アレルギーなどで抗甲状腺薬が内服できない場合は、放射線治療あるいは手

※2　FT3とFT4

甲状腺ホルモンはＴ３、Ｔ４と呼ばれるが、血液検査ではＦＴ３（free Ｔ３）、ＦＴ４（free Ｔ４）と記載される。

血液中ではＴ３、Ｔ４の大部分が甲状腺結合タンパクと結合し、ホルモン活性を持っていない。Ｔ３の約０．３％、Ｔ４の約０・０３％が甲状腺結合タンパクとは結合していない遊離型のＦＴ３、ＦＴ４として血液中に存在し、ホルモン活性を持つ。検査結果では、ホルモン活性のあるＦＴ３、ＦＴ４の値が記載される。

写真3　バセドウ病の甲状腺エコー像（34歳、男性）

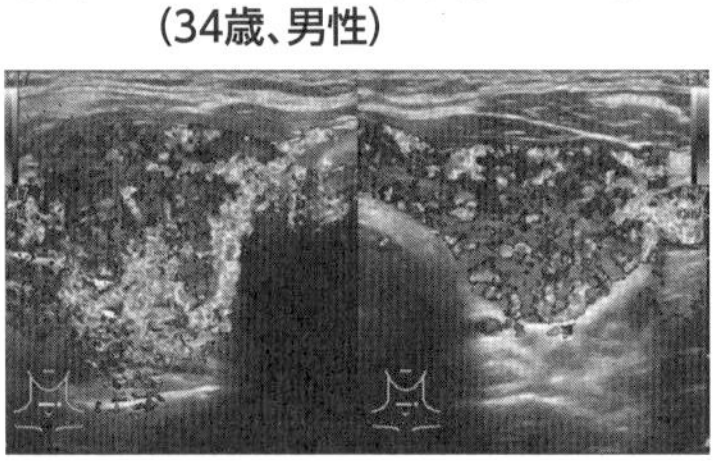

ドップラー画像で、甲状腺両葉とも著明に血流が亢進していることがわかる

術治療が選択されます。放射線治療は、弱い放射性物質であるヨウ化ナトリウムを内服し、体内から甲状腺に放射線を作用させる方法で、通院で行うことができます。一般的には、内分泌専門医は身体への負担が少ない放射線治療を勧めます。ただし、18歳未満の若年者や、妊娠中や妊娠の可能性がある女性は放射線療法ができません。

さまざまな事情から、手術治療を選択される患者さんもおられます。私が診療した中では、放射線治療に抵抗感があるケースや、治療を急いでいて手術を選択されるケースなどがありました。特殊なケースとして、高名なスポーツ選手の例があります。リオデジャネイロ五輪に出場した日本人水泳選手で、オリンピックを目指すさなかにバセドウ病が悪化しました。大会に間に合わせるため思い切って手術を行い、見事、銅メダルに輝いています。

そのほか甲状腺ホルモンの値に異常が出る病気

甲状腺ホルモン値が一時的に上昇し、その後ホルモン値が正常化したり、低下したりする病気があります。「亜急性甲状腺炎」と呼ばれる病気で、のどに感染したウイルスが体内で甲状腺に移行して起こる「甲状腺のウイルス感染症」です。

特徴は、甲状腺にやや硬いしこりができ、そこに圧痛があることで、痛みは最初左右どちらかに起こりますが、1~2週間後にはしこりと痛みが反対に移動します。この現象を「クリーピング」と呼びます。

感染部位のエコー画像は、写真4のように境界が不明瞭な地図状の黒っぽい画

写真4　亜急性甲状腺炎の甲状腺エコー像（41歳、男性）

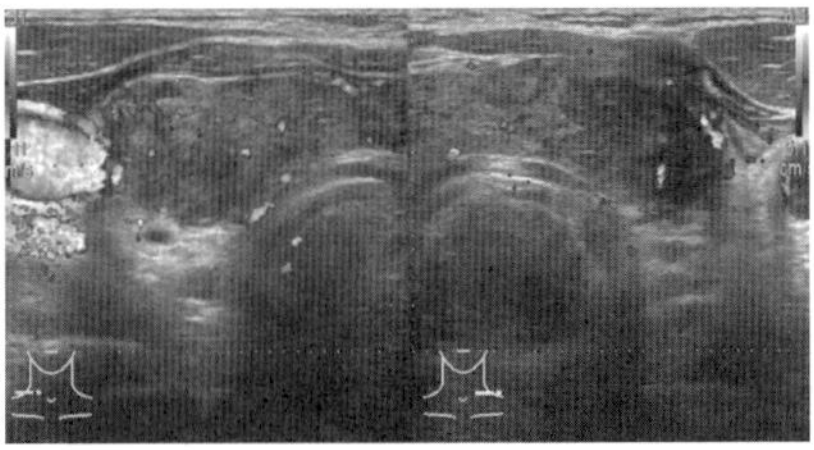

画像の右端に見える甲状腺左葉に地図状の低エコー帯（黒っぽい部分）がある。ドップラー画像で血流が乏しいことがわかる

像となり、血流が乏しくなります。これはウイルス感染した部位に炎症による浮腫が起こり、黒っぽい色調になるためです。

炎症で破壊された甲状腺組織からは、貯蔵された甲状腺ホルモンが一気に漏れ出るため、甲状腺ホルモン値は一旦上昇します。しかし、産生が亢進しているわけではないので、その後は正常に落ち着いていきます。軽症の場合は解熱鎮痛剤、中等症以上では副腎皮質ステロイドホルモンを短期間内服することで治療します。

橋本病では、甲状腺ホルモン値が低下します。「慢性甲状腺炎」とも呼ばれる橋本病は、橋本策《はかる》先生が最初に報告したことからその名がついています。※3 橋本病は、血液中に抗サイログロブリン抗体あるいは※4抗甲状腺ペルオキシダーゼ抗体が発生し、この抗体が甲状腺組織を破壊することによって徐々に甲状腺ホルモンが減っていく病気です。甲状腺ホルモン値が下がることで、強い倦怠感が現れ、浮腫が出たり徐脈《じょみゃく》になったりします。活動性が低下して、うつ病と間違われることもあります。

血液検査ではTSHが高く、FT4とFT3は低く、抗サイログロブリン抗体と抗甲状腺ペルオキシダーゼ抗体の両方、またはいずれか一方が陽性となります。甲状腺エコーでは甲状腺が腫大し、全体に黒っぽい色調と白っぽい色調がまだらになったように見えます（写真5）。

橋本病の治療には、甲状腺ホルモン剤を内服します。一般的には、T4ホルモンを製剤にしたレボチロキシン（チラージン®）を使用します。半減期が約7日間と長く、安定して効果を発揮するからです。最初は12・5μg《マイクログラム》という少量から開始して、

※3　橋本病
日本人の橋本策博士（1881・1934）が初めて報告したことにより、その名前が病名となっている。橋本先生は三重県伊賀地方で生まれ、旧制第三高等学校を経て九州大学医学部を卒業し、第一外科に入局。1912年に4例の甲状腺腫を病理組織学的にくわしく調べ、新たな病気としてドイツ医学誌に発表した。この功績が認められ、「橋本病」の名がついている。日本甲状腺学会のロゴには、橋本策博士の肖像が用いられている。

写真5　橋本病の甲状腺エコー像（67歳、女性）

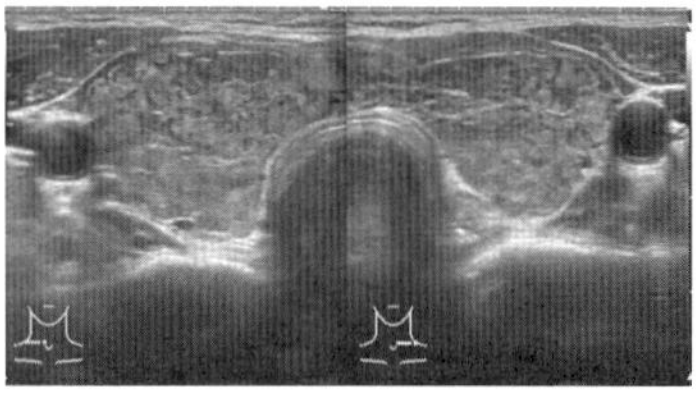

甲状腺全体が腫大し、内部は低エコーと正常エコーがまだら状になる

心臓への負担に注意しながら2、3週間ごとに12・5μgずつ増量していきます。25～75μg／日の範囲内で、維持量（甲状腺ホルモン値を安定して正常範囲内に保てる量）となることが多いです。急速な効果が必要なときや、レボチロキシンだけではうまく維持できない場合は、T3ホルモンを製剤にしたリオチロニン（チロナミン®）を併用することがあります。効果が強い反面、半減期が2・5日と短いです。

橋本病では甲状腺ホルモン値が低いばかりではなく、一時的に高くなることがあります。抗サイログロブリン抗体と抗甲状腺ペルオキシダーゼ抗体によって甲状腺組織の破壊が一時的に活発になり、貯蔵している甲状腺ホルモンが一過性に放出されるためです。これは「無痛性甲状腺炎」と呼ばれています。

※4 **甲状腺自己抗体**
自分の甲状腺に対して作用してしまう抗体が「甲状腺自己抗体」で、甲状腺自己免疫疾患の診断目的に測定する。よく測定する抗体は以下の3つ。
①抗TSHレセプター抗体
②抗TPO（甲状腺ペルオキシダーゼ）抗体
③抗サイログロブリン抗体
①が陽性の場合はバセドウ病、②③が陽性の場合は橋本病にかかっていることを意味する。

甲状腺に腫瘍《しゅよう》があると言われたら

甲状腺腫瘍は偶然見つかることが多いです。たとえば整形外科で、頸椎症《けいついしょう》のために頸部CTやMRIを撮ったときに偶然見つかる、あるいは人間ドックで頸動脈エコーを行った際に偶然見つかる、などということがあります。

見つかった甲状腺腫瘍には、必ず甲状腺エコーを行います。CTやMRIでは病変の位置や大きさは見てとれますが、腫瘍の内部の所見までは、エコーでないとわからないからです。

良性の腫瘍は辺縁《へんえん》が明瞭で、円形から楕円形で、内部のエコー画像は均一に見えます（写真6）。一方、悪性腫瘍は甲状腺から飛び出していたり、周囲が不整でギザギ

写真6　甲状腺良性腫瘍のエコー像（66歳、女性）

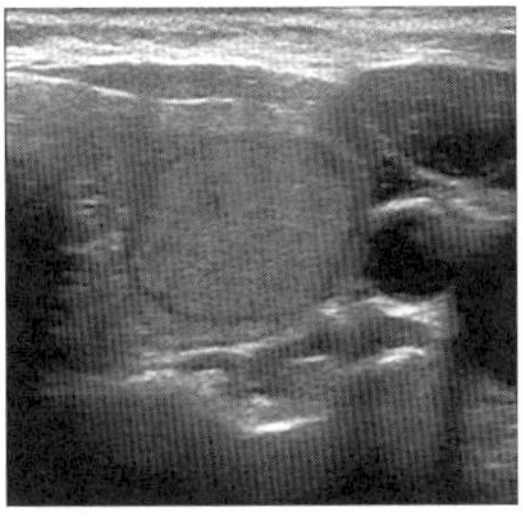

ザしていたりします。内部のエコー画像は色調が不均一で、時々石灰化を伴います。

甲状腺の悪性腫瘍には、乳頭がん、濾胞《ろほう》がん、髄様《ずいよう》がん、悪性リンパ腫など種類がいくつかありますが、圧倒的に多いのは乳頭がんで、甲状腺がんの約90％を占めます。この乳頭がんには特徴的な、「砂粒状石灰化」という、砂を散りばめたような多数の小さな白い点状エコー所見があります（写真7）。この所見が認められたら、積極的に乳頭がんを疑います。

甲状腺がんを診断するためには、エコー下針細胞診を行います。エコーで病変を見ながら注射針を腫瘍に刺して、少量の腫瘍成分を吸引します。取れた液状の腫瘍成分をプレパラートに吹きつけて、顕微鏡で悪性細胞があるかどうかを調べます。腫瘍の直径が２㎝以上の場合は、良悪性を問わず、必ず細胞診を行います。直径１～２㎝の場合は、悪性腫瘍を疑う所見があれば、細胞診を行います。

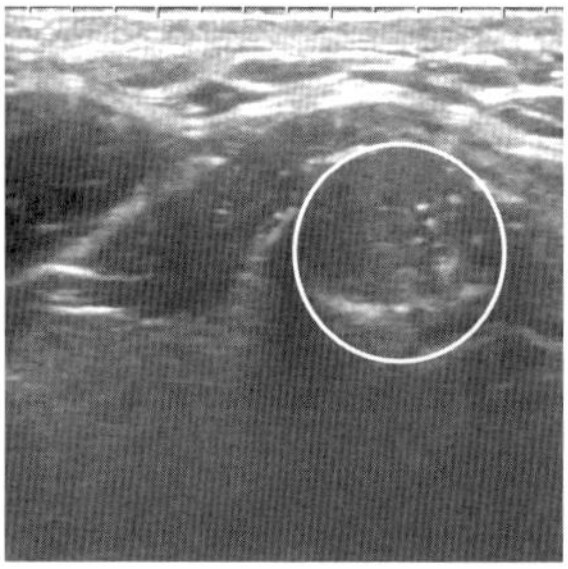
写真7　甲状腺乳頭がんのエコー像（31歳、男性）

甲状腺がんと診断されれば手術になりますが、腫瘍の直径が１㎝未満の場合は、事情が変わってきます。日本甲状腺学会では２０２１年5月より、細胞診で診断された乳頭がんのうち、直径１㎝未満で浸潤も転移もしていないものに対しては、手術をせずに経過観察することを推奨しています（年に１、２回エコーで観察し、腫瘍径３㎜以上の増大、新たな病変の出現、リンパ節転移の出現などがあれば、手術に方針変換することが前提です）。理由として、

・この条件に当てはまる病変は10年経っても悪化しないことがこれまでの観察研究で示されている

・手術をした場合、しない場合に比べて医療費が約4倍高くなることが挙げられています。早めに病院で受診することを考慮してください。

甲状腺がんには、症状がなく意外なきっかけで発見されるケースがあります。たとえば、ある50代女性の患者さんは、いびきがだんだんひどくなり、睡眠時無呼吸を自覚するようになりました。会社の健康診断で医師から首の腫れを指摘され、甲状腺エコーを受けると、甲状腺右葉に直径3㎝程度の乳頭がんを発見。手術を受けました。手術後はいびきがなくなり、睡眠時無呼吸も治りました。首の腫れは、本人や家族では毎日のことなので気がつかなかったそうです。最近いびきがうるさくなったと家族に指摘された場合は、一度甲状腺エコーを受けることをお勧めします。

甲状腺疾患と妊娠

甲状腺ホルモンは、胎児の脳の発達や、体細胞の成長、骨の成熟に重要な役割を果たしています。そのため、ヒトの体は妊娠中に甲状腺ホルモンが不足しないよう、バックアップ機構を働かせています。私たちも、日々の生活の中で、重要なことに対しては2重、3重に安全策を用意し、失敗がないように備えますが、ヒトの体も妊娠という重要な生体反応に対して、何重ものバックアップ機構を持っているのです。

たとえば妊娠中は、下垂体が生理的に腫大し、TSHの分泌を増やしてT3や

T４を十分に産生できるように備えています。また、妊娠10週をピークに、胎盤からヒト絨毛性ゴナドトロピン（ｈＣＧ）が分泌されます。ｈＣＧには弱い甲状腺刺激作用があり、甲状腺ホルモンが不足しないように備えます。

妊娠が原因で起こる甲状腺異常に、「妊娠性一過性甲状腺機能亢進症」があります。甲状腺ホルモンが不足しないように胎盤から分泌されたｈＣＧが過剰に甲状腺ホルモンを分泌させ、甲状腺ホルモン値が一時的に上昇した状態です。一般的には、本来の生理的な反応のため問題になることは少なく、妊娠14～18週までに正常化することが多いです。

バセドウ病は、胎児の流早産、発育不全、母体の心不全や妊娠高血圧症候群など妊娠に悪影響を及ぼします。妊娠前からの適切な治療が必要です。治療に関しては、妊娠初期は胎児の先天異常の可能性がわずかにあることから、チアマゾールは避けてプロピルチオウラシルか無機ヨウ素で治療します（図表２）。妊娠中期以降であれば、チアマゾールの使用が可能です。

幸いなことに、妊娠中はバセドウ病の病勢は弱くなり、抗甲状腺薬の必要量が少なくなったり、不要になったりする人もいます。この寛解現象は、産後６カ月後くらいを目処に妊娠前の状態に戻ることが多く、時にはリバウンド現象で、妊娠前よりも悪化するケースがあります（ただし、リバウンドは徐々に下降して、１年後くらいには妊娠前に戻ることが多いです）。

授乳中の薬剤は、乳汁への分泌が少ないプロピルチオウラシルをよく使用しま

図表2　母体の胎児甲状腺への影響

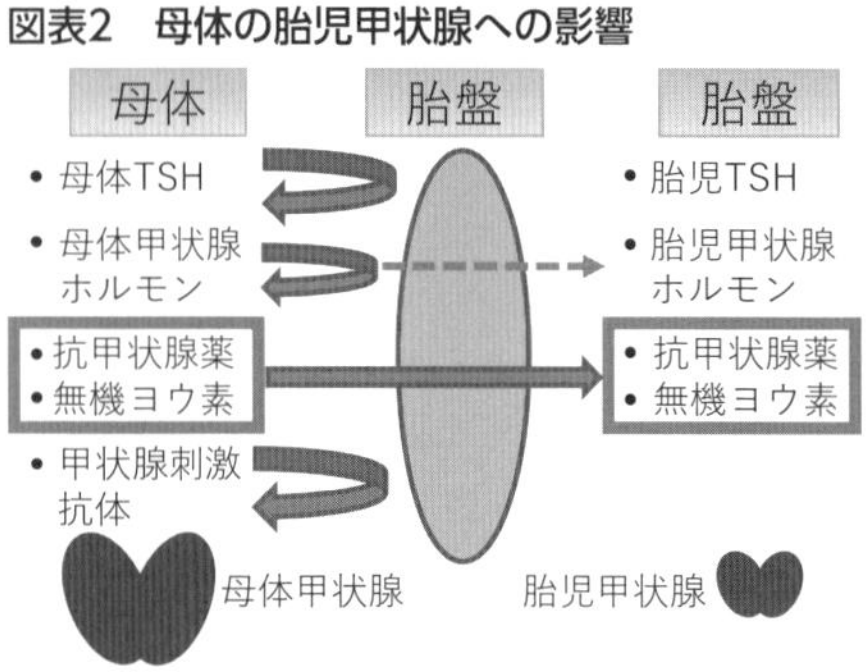

母体のTSHとTSHレセプター抗体は胎盤を通過しませんが、T3やT4といった甲状腺ホルモンは一部が通過します。バセドウ病の治療薬であるチアマゾール、プロピルチオウラシル、無機ヨウ素は通過します（診断と治療社『甲状腺専門医ガイドブック改訂第2版』、p.244 図2より改変）

すが、少量のチアマゾール（1日10㎎まで）なら乳児に影響がなく、使用可能です。

橋本病は、不妊や流産の原因となります。特に不妊に関しては、潜在的な甲状腺機能低下症でも原因になり得るので、甲状腺ホルモンの補充治療を行います。

通常のTSHの正常値は4・0μU／㎖ですが、妊娠を予定する場合は2・5μU／㎖以下になるようにレボチロキシン（チラージン®）の内服治療を開始します。胎児の甲状腺は妊娠18～20週でやっと働き出しますので、それまでは母親からの甲状腺ホルモンに頼らなくてはなりません。この時期は胎児の脳神経が発達する時期ですから、母体の甲状腺ホルモンが大変重要です。妊娠中・後期は3・0μU／㎖以下になるように、レボチロキシン（チラージン®）の投与量を調節していきます。

妊娠20週頃からは、多くのケースで投与量が安定します。出産後は、妊娠前の内服量に減量します。

首のあたりがおかしいと思ったら、まず受診して

甲状腺疾患には症状が比較的はっきりと出るバセドウ病や橋本病もあれば、症状がまったくない甲状腺腫瘍もあります。ご自身で首のあたりが変だなと思ったり、健康診断で甲状腺に異常があると指摘されたら、ぜひ内分泌内科を受診してください。かかりつけ医かあるいは検診センターからの紹介状を持参されるとスムーズです。早期発見、早期治療が、甲状腺疾患には大切です。

西部医療センターの
受診案内は
このQRコードから
ご確認いただけます

鼻血がよく出る・青あざが多い
～この子は怖い病気でしょうか？

医学研究科新生児・小児医学　西部医療センター　教授　伊藤　康彦

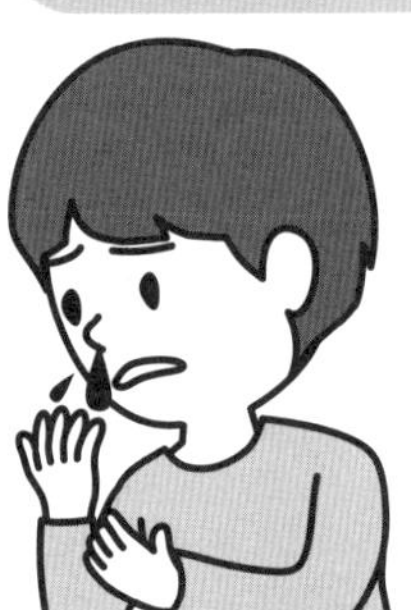

鼻血や青あざは、小児科を受診する理由になりやすい症状です。多くの場合は怖い病気ではありませんが、入院や長期治療が必要な病気の可能性も否定できません。出血・止血についての概要と、小児の出血性の主な病気について、小児科外来での診察例を交えて説明します。

血が出る仕組みと止まる仕組み

出血には、主に3つの要素が挙げられます。血小板、凝固因子、血管壁の3つです（図表1）。

出血は、血管壁が破れることで起きます。破れた箇所に集まり、固まって穴を塞いでくれるのが血小板です（一次血栓）。

血小板の塊のみでは、完全に穴をふさぐことはできず、ジワジワと血液が漏れてきてしまいます。この血小板の塊をより強固にするのが、凝固因子の役割です

（二次血栓）。凝固因子が穴をしっかりふさぐと、出血を止めることができ、破れた血管壁を修復できるようになります。

ただし、凝固だけが進むと、血管が詰まってしまいます。そのために備わっているのが、できた血液の塊を適宜溶かす「線溶」という仕組みで、こうして血管は元の状態にもどります。

出血がだらだら続く要因

以下のような場合は、血がうまく止まらず、出血が増えたり、だらだらと長く続いてしまったりします。

①血小板の減少や機能低下
血小板の数が減少すると、破れた血管の穴をふさぎきれなくなります。これを「血小板減少症」（色々な原因があります）といい、代表的な病気として「特発性血小板減少性紫斑《しはん》病（ＩＴＰと略します）」、「白血病」、「再生不良性貧血」が挙げられます。

機能が低下してしまった場合も、集まった血小板がしっかり固まることができません。このため、出血量が多くなりがちです。これにより生じる病気が「血小板機能異常症（血小板無力症（写真1））」です。

図表1　血が止まる仕組み

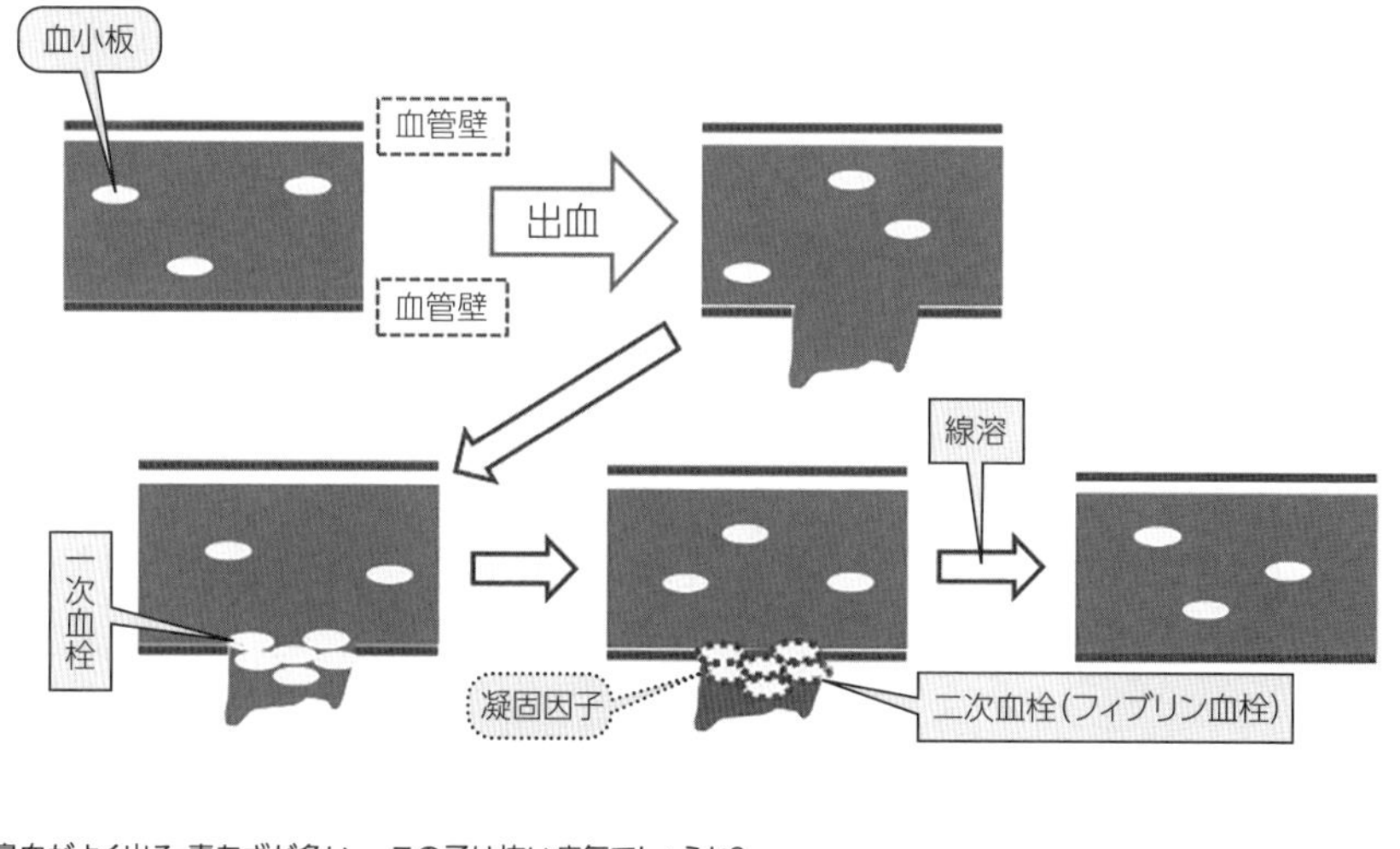

②凝固因子の異常
凝固因子異常の代表的な病気は、「血友病」と「フォンウィルブランド病」です。出血は染み出るように、ジワジワと長く続くことが多いです。

③血管壁の問題
外的因子による血管壁の損傷や、血管炎による壁の炎症によって血が止まりにくくなります。小児の出血の多くは外的因子、つまりひっかき傷や打撲などによる血管壁の損傷によるものが大半です。

小児での血管炎による出血の代表的な病気は、「IgA血管炎」です。

鼻出血の仕組み

鼻の入り口すぐの内側に、「キーゼルバッハ部位」という場所があります(図表2)。ここは細い血管が網の目のように集まっている場所で、指でいじったりすると容易に血管に傷がついて、出血します。些細な刺激や乾燥などでも容易に出血を起こし、くり返しやすい場所です。指でいじったりする傷による出血は、左右どちらかにくり返されることが多いです。小児の鼻出血の大半はここからのもので、ほとんどが傷がつくことにより、起こっています。

たとえば、こんな場合は病気ではなく、単純な鼻出血です。8歳の男の子の診察例です。

図表2 キーゼルバッハ部位

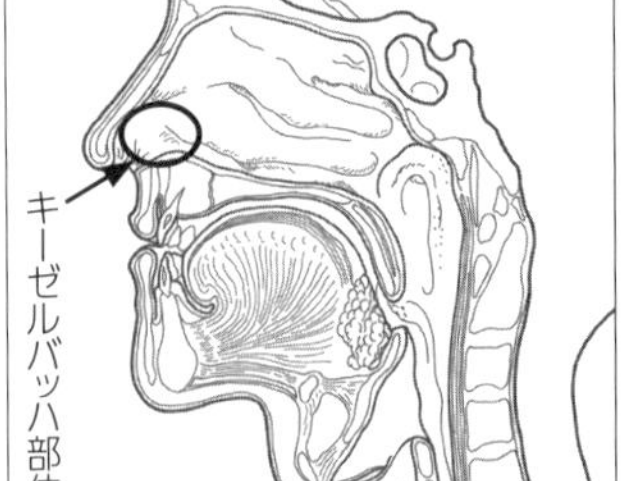

写真1 血小板無力症

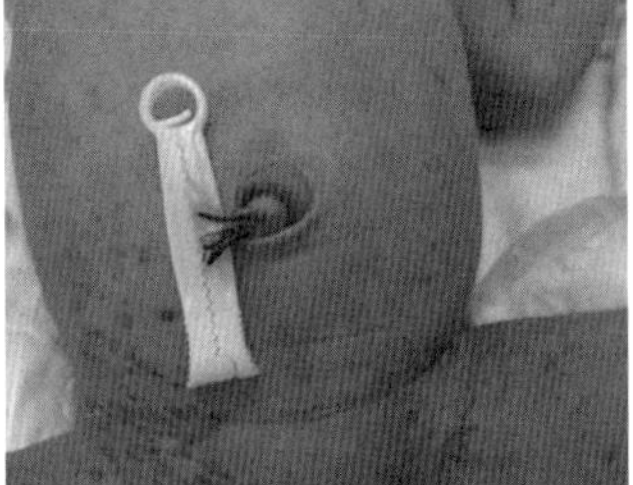

脚のつけねに紫斑がたくさん出ている。おへそから出ているのは出生後につけるクリップで、病気とは関連のないもの

母……「鼻血がよく出るので心配です」

医師…「どちらの鼻からよく出ますか？」

母……「ほとんど右からです」

医師…「どれくらいで血は止まりますか？」

母……「5分くらいで止まります」

医師…「（フムフム…、鼻ホジホジ君だな）」

（体に紫斑（青あざ）がないことを確認して）

医師…「すぐに止まっている場合は大丈夫ですよ。指で傷ついているのでしょう。今は、血液検査は必要ないです。たくさん血が出たり、長くくり返したりする場合は、一度耳鼻科の先生に診てもらうか、小児科を受診してください」


鼻血はまず、血が止まるまでの時間が大切になります。鼻血をくり返していても、数分以内に止まる場合は、問題ないでしょう。

しっかり止血しても30分以上まったく止まらない、または大量に出血したという場合には、病院を受診してください。また、頻回に出血をくり返す場合も、時に異常が起きている場合があります。まずは耳鼻科を受診されるのがよいと思います。

鼻血以外に、青あざが出ているなどほかの症状がある場合は、早めに小児科を受診した方がよいでしょう。

出血をきたす代表的な病気① 外傷

強く打撲するとあざができることは、誰もが何度も経験していることだと思います。あざは、打撲により血管壁に傷がつき、出血してできます。

小児の場合は、遊びに夢中になっていて打撲した記憶がないことも多く、入浴時などにたまたま多くのあざを見つけて心配になる場合がよくあります。

5歳の男の子の、診察例です。


母……「青あざが多いです」

（子どもは診察室で飛び跳ねている）

医師…「どこに出ていますか？」

母……「足に出ています」

（両ひざの下に青あざがいくつか出ている）

医師…「ほかに症状が何かありますか？」

母……「熱も出ていませんし、ほかには何もありません」

医師…「元気なお子さんですね。打撲による青あざだと思います。腕の内側などにも出てくるようなら、病院に来てください」


あざがよくできる場所は、すねからひざ、ひじ付近です。ここは知らず知らずに打撲して出血斑が出やすいところで、この部分の出血斑の多くは問題ありません。

一方で、小児があざをつくるのは全然めずらしくないことなので、受診が遅れがちになることもあります。検査してビックリ、普通の打撲ではなかったということもないわけではありません。下肢の裏側（お尻側）や腕の内側（図表3）など、普段打撲しないような部位に出血斑がみられる場合は、注意が必要です。普段打撲しやすい場所でも、軽度の打撲なのに、出血斑が大きく拡がるような場合は、注意が必要です。早めに病院で受診することを考慮してください。

図表3　腕の内側

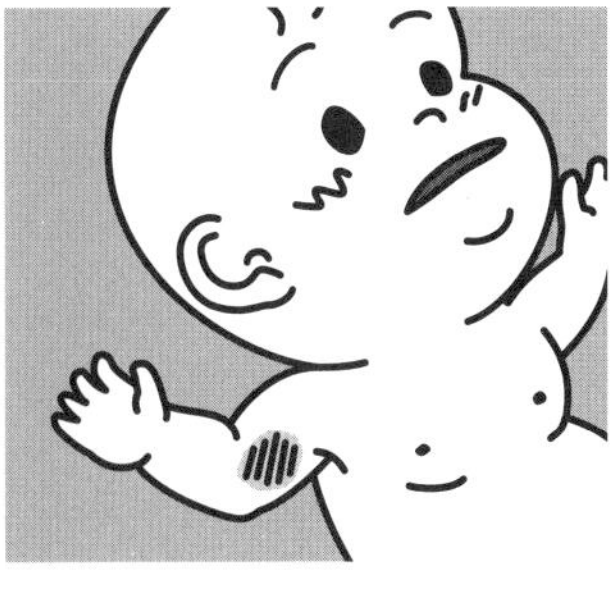

出血をきたす代表的な病気②　ＩＴＰ（特発性血小板減少性紫斑病）

今度は、ＩＴＰの５歳の女の子の診察室での会話をみてみましょう。


母……「青あざが多いです」

医師…「どこにありますか？」

母……「すねや背中などに出ています」

医師…「この１カ月以内で熱が出ましたか？」

母……「２週間くらい前に、かぜで熱が出ていました」

医師…「すねのあざも大きいですし、背中にも紫斑が出ているので、血液検査をしておきましょう」


（血液検査で、著明な血小板減少が判明し、入院治療）

ＩＴＰは、自分の血小板を攻撃する抗体による病気で、現在は「免疫性血小板減少症」ともいわれます。白血球や赤血球には異常ありませんが、血小板に対する自己抗体（自分を攻撃する抗体）が産生されて、血小板だけが減少します。どの年齢でも発症しますが、特に、園児から小学生くらいで多くみられます。

小児の場合は、かぜなどのウイルス感染や、時にワクチンの接種後に発症することが多いです。症状は出血斑などの軽い場合が多いですが、ごくまれに頭蓋内出血を起こして、命に関わることもあります。

血小板減少が軽度の場合は無治療で経過を見ますが、著明な低下の場合は、ステロイド剤や免疫グロブリン製剤[※1]の投与を行います。治療した場合も含めて、多くの場合は、経過とともに自然に治癒します。

出血をきたす代表的な病気③ ＩｇＡ血管炎

「ＩｇＡ血管炎」は、小児に多く見られる血管炎で、「血管性紫斑病」、「ヘノッホ＝シェーンライン紫斑病」、「アレルギー性紫斑病」、「アナフィラクトイド紫斑病」などさまざまな名称で呼ばれています。

原因はくわしくはわかっていませんが、ＩｇＡという抗体が血管壁につくことで、血管炎を起こすと考えられています。感染や薬剤が誘因となることもありますが、特に１／３～１／２は溶連菌《ようれんきん》感染症後に起こっています。10歳以下の子ども、特に４～７歳頃がピークだといわれています。

※1 免疫グロブリン製剤 ヒトの血液の中にある、いわゆる抗体を薬にしたもの。血小板と反応する自己抗体を減らすなどの効果がある。

ＩｇＡ血管炎にかかった7歳男児の、診察室での様子です。

母……「足に点々とあざが出ています」

医師…「点状出血がすねや足にたくさん出ていますね。おなかや関節を痛がっていませんか？」

母……「大丈夫です」

医師…「ほかの出血斑はないようですし、ＩｇＡ血管炎のようですね。血液検査、尿検査をしておきましょう」

（大きな検査異常はなく、ＩｇＡ血管炎と診断する）

医師…「症状が点状出血だけなので、自宅で様子をみてもらってよいですが、〇月〇日に受診してください」

母……「家でみるので大丈夫ですか？」

医師…「おなかや関節に痛みが出てきたり、便に血が混じるようなら、早めに受診してください。痛みが強いときは、入院治療が必要です」

ＩｇＡ血管炎では、点状出血（小さな出血斑）が、足のすね・甲、時にお尻や腕に、左右ともに多数出現します（図表４）。また、関節痛や腹痛・血便などの症状が出てくることがあり、まれに腸重積[※2]を起こすことも知られています。出血斑のみであれば、あわてて受診する必要はありませんが、腹痛や関節痛が強い場合は早めの受診をお勧めします。小児では比較的よくみられる病気で、多くの場合は

図表4

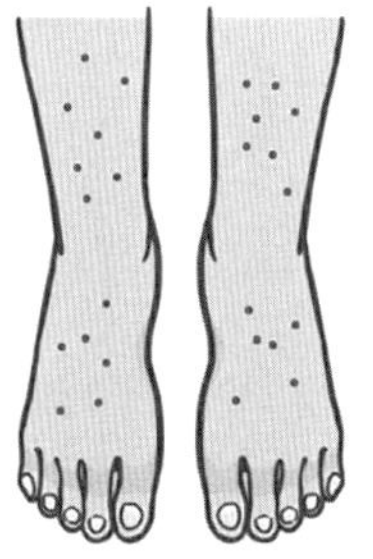

※2 **腸重積**
腸が重なりあって、腸閉塞をおこす病気。

見た目で十分、診断できます。出血斑が先に現れることが多いですが、まれに腹痛が先に出現して、後から出血斑が出ることがあり、このようなときには診断が難しくなります。

出血斑だけの場合は自然に治癒していきますが、関節痛や腹痛が強い場合は投薬や入院が必要になります。鎮痛剤やステロイド剤が使用されます。また、腎臓病の合併（紫斑病性腎炎）がしばしば認められるため、尿検査が必要で、異常があれば腎臓の専門家に診てもらう必要があります。

血をつくる工場、骨髄《こつずい》について

白血病と再生不良性貧血のお話に移る前に、造血の工場である骨髄について簡単に説明します。

骨髄は骨の中心部にあり、そこで造血幹細胞により血がどんどんつくられます。血をつくっている骨は、椎体（背骨）、腸骨（骨盤の骨）、胸骨（前胸部の真ん中の骨）、肋骨、頭蓋骨や肩甲骨などです。主な造血部位は、年齢によって少し変わります。子どもでは四肢で造血がありますが、徐々に減少し、成人では四肢以外の部位での造血が主体となります。

骨髄では、白血球・赤血球・血小板の3種の血球がつくられ、血液中に送り出されます。血球が減ったときには、図表5のような症状が出ます。

図表5　各血球が減ったときの症状

白血球	熱が出やすい・長引く
赤血球	顔色が悪い、疲れやすい、息切れがする
血小板	血が止まりにくい、青あざが多い・大きい

出血をきたす代表的な病気④ 白血病

白血病は小児の悪性疾患の代表的な病気で、骨髄中に白血病細胞が異常に増殖し、正常の血液産生が抑制されます。異常な白血球ばかりが増え、正常に機能する白血球が減少するため、感染を起こしやすくなり（易感染性）、発熱をくり返したり、なかなか熱が下がらなかったりという症状が出ます。赤血球も減少するため、貧血で息切れや体のだるさが現れ、顔色が悪くなります。白血病でみられる出血は、主に血小板の減少によるものです。出血斑が増えたり、血が止まりにくくなったりします（出血傾向）。

白血病の治療成績は、昔と比べてずいぶんよくなり、現在では70～80％の子どもたちが治癒するようになりました。

初期の症状としては、発熱・貧血・出血傾向・リンパ節腫大などがよくあるものですが、骨の痛みや胸の苦しさなどの症状から偶然発見されることもあります。白血病細胞がある程度増えてくるまでは、特徴的な症状が出ないため、早期での診断は難しく、初期はかぜなどと区別がつきません。

リンパ性と骨髄性、急性型と慢性型の分類があり、小児の白血病は大半が急性型で、リンパ性の割合が高いです。抗がん剤を多剤併用して治療します。治療期間は、リンパ性では約2年間、骨髄性では半年～1年。難治性の場合は、造血幹[※3]

※3　造血幹細胞移植
骨髄移植、末梢血幹細胞移植や臍帯（さいたい）血移植のこと。

細胞移植を行います。

出血をきたす代表的な病気⑤ 再生不良性貧血

「再生不良性貧血」も、白血病同様、血液をつくる力が低下する病気です。再生不良性貧血では、骨髄中で、白血病の白血病細胞に当たる部分がつくられない状態と大まかに考えられます（図表6）。

小児での頻度は決して多くはありません。原因ははっきりしませんが、先天性と後天性に分けられ、多くが後天性です。

貧血による症状と出血傾向がみられます。ただし、白血病のように異常な細胞が増えるわけではないので、白血病ではよくある肝臓や脾臓の腫大（おなかが膨れているという訴えになります）やリンパ節の腫れ、骨の痛みなどはありません。白血球の中の好中球（主に細菌と戦う細胞）の減少が著しい場合は、感染症をくり返すことから発見されることもあります。

感染症に対する抗生剤治療や、赤血球・血小板の輸血で対応しますが、免疫抑制剤を使用したり、造血幹細胞移植を行えば、根本的な治癒が望める病気です。

図表6　白血病と再生不良性貧血で減少する血球

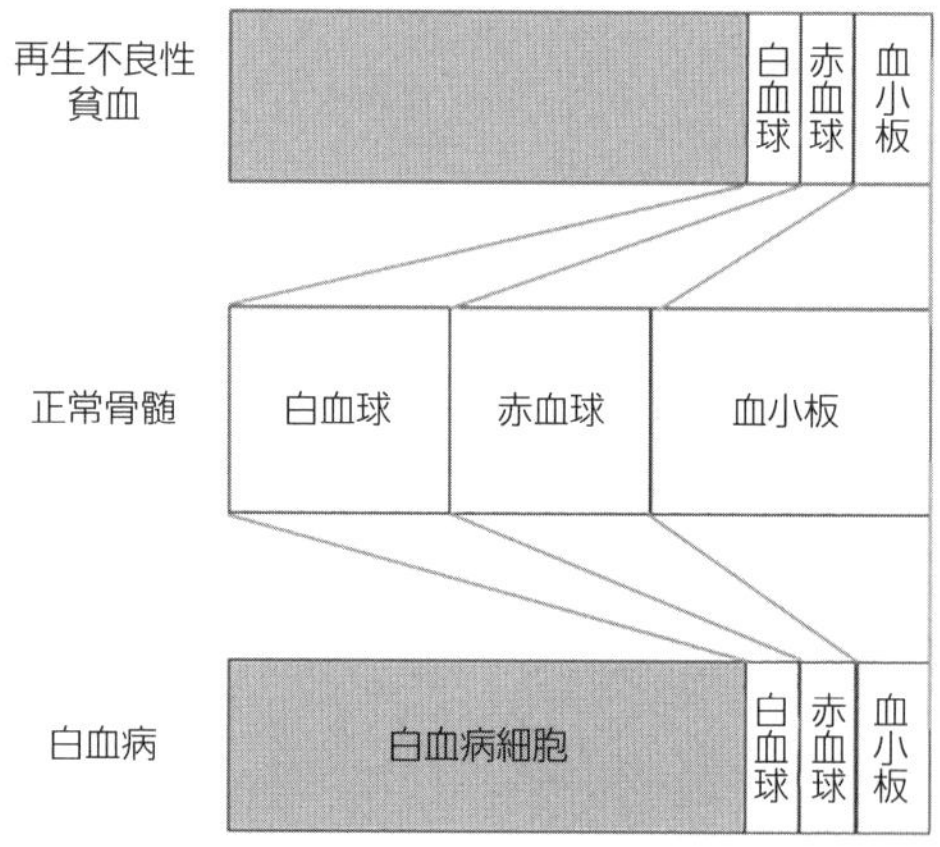

出血をきたす代表的な病気⑥ 血友病とフォンウィルブランド病

この2つの病気は、血が止まるのに時間がかかる病気です。「血友病」は凝固因子の減少による病気で、主にAとBに分類され、血友病Aでは「凝固第Ⅷ因子」、血友病Bでは「第Ⅸ因子」の減少がみられます。「フォンウィルブランド病」は、凝固因子を助ける「フォンウィルブランド因子」の量や働きが低下し、血友病に似た症状をきたします。日本国内の血友病の患者さんは約7千名で、多くの方が遺伝により発病しています。

凝固因子の減少により、ジワジワと出血し、血が止まるのに時間がかかるのが特徴です。軽微な打撲でもあざが大きくなったり、鼻出血や口の中の出血がしっかり止まらなかったりします。また、関節内出血を起こしやすいことも特徴です。しかしながら、軽症の方（凝固因子の減少が少ない方）は出血頻度が少なく、成人になって、抜歯や手術などを契機に診断されることもあります。

2／3の方に家族歴（家族内に病気の方がいる）があり、ほとんどは男性に発症します（女性は保因者[※4]）。お子さんの診断で、家族に病気の方が見つかる場合もあります(この場合、多くの方は軽症～中等症です)。不足している凝固因子を、定期的に補充する治療を継続して行います。

お子さんに気になる鼻血や青あざ、長引く内出血がある場合には、以上を参考に受診してください。

※4　**保因者**
原因となる遺伝子変異を持っているが発症していない方。

がんです、手術が必要ですといわれたら
～自分でできる手術前準備

医学研究科消化器外科学　西部医療センター　教授　三井　章

手術を〝受ける〟といっても、受け身の姿勢ではいけません。手術を受けて寝たきりになってしまっては、意味がないでしょう。手術の効果を最大限に発揮させ、できる限り、病気になる前の生活に戻すことが大切です。そのためにご自身で積極的にしていただきたいことをお話しします。

まずは不安や疑問を解決して

最近は2人に1人が、がんにかかるといわれています。がんの主な治療法には、手術療法、化学療法（抗がん剤）、放射線療法があり、物理的にがんの部分を切除し除去する手術療法は、可能であればとても有効な治療法です。

まず初めにすべきことは、受ける手術を理解することです。手術への不安はつきものです。少しでも不安や疑問に思うことは積極的に質問し、病気と手術内容を十分に理解するをことを心がけましょう。

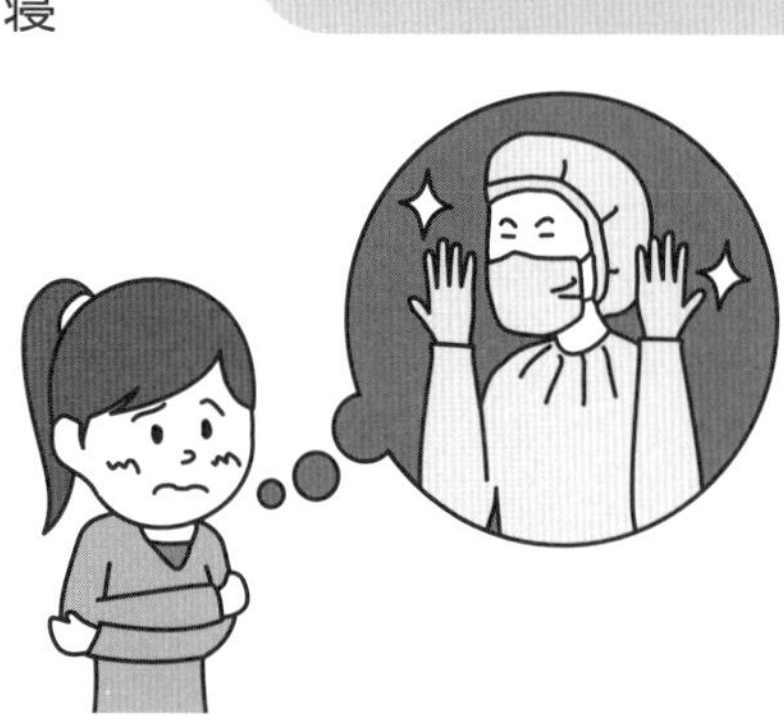

治療法に疑問が生じ、不安になったときに役立つのが「セカンドオピニオン」[※1]。ほかの病院へ紹介されるのとは違い、現在の病状に対する治療法としてどんな方法があるか、かかっている病院から提示された治療方針や手術法で本当によいのかどうかを相談する手段です。多くの病院では快く対応してくれます。

しかし、欧米では当たり前のことなのですが、主治医にセカンドオピニオンの希望を提示していいのかどうか、日本人は特にその性格から遠慮してしまう人が多いといわれています。そして、万が一にもセカンドオピニオンという単語を出したときに、顔色が変わるような外科医は信用しない方が得策です。

さて、病院で手術を受けることが決まったら、手術への準備を始めましょう。「手術が必要です」と言われて、ひどく落ち込んでしまう人や、一気に静かな生活になってしまう人もいれば、栄養をつけなければと多食になる人もいたりと、患者さんの反応は千差万別です。ですが、しなければならないことはある程度決まっています。手術前にしておくべき7つの準備（図表1）を挙げていきます。

基礎疾患（高血圧症、糖尿病など）のコントロールと薬剤管理

高血圧、糖尿病などの診断、治療を受けている人は、かかりつけ医の先生からの投薬内容を担当医にすべて伝えましょう。そして、指示に従って手術まできちんと服用しましょう。手術の日まで持病をよい状態で保つことは、とても

※1　セカンドオピニオン

主治医の診断や治療方針（ファーストオピニオン）に対し、主治医以外の専門医の意見を聞くこと（セカンドオピニオン：第二の意見）で、よりよい治療方針を検討し、自己決定できるようにするための制度。

1970年代の終わりに米国で生まれたもので、米国では病院や医師の方から「セカンドオピニオンの希望はありますか？」と聞いてくれることも多いという。

図表1　手術前にしておくべき7つの準備

1	基礎疾患と薬剤の管理
2	栄養管理
3	禁煙
4	心の準備
5	適度な運動
6	口腔内管理
7	病気と日常生活の両立

重要です。

これまで、出されたお薬をなんとなく服用してきたという方も、この際にご自身の服用しているお薬をよく理解しましょう。血をサラサラにする薬など、薬剤[※2]によっては、手術前にしばらく休薬しないと手術を受けることができないものもあります。入院後、休薬すべき薬剤を服用していたことが手術直前にわかった場合、手術が数週間延期となることもあります。

たいした薬剤ではないと思われがちな、骨粗しょう症や脂質異常症の薬、腰痛のために服用している薬、婦人科の先生からもらっているホルモン調節剤などは、よく伝え忘れがあります。手術が決まったときに、常用している薬はすべて伝えておきましょう。

※**2** アスピリンやクロピドグレルなどの血液を固まりにくくする薬剤は、手術中に止血が困難になることもあり、手術前の休薬が必要。低用量ピルは逆に、血液を固まりやすくする副作用があるため、血栓予防のために休薬が必要となる。
申告漏れを避けるためにも、診察時には必ずお薬手帳を持っていきましょう。

毎日の規則的な食事と栄養状態の改善

手術を受ける身体には、十分な栄養が必要です。手術が決定したら、日々の食事を見直してみてください。栄養状態の改善には、多少の時間がかかりますが、手術1週間前からでも決して遅くはありません。

栄養をつけなくてはいけないと思い、普段よりたくさん食べてしまう人も多いですが、栄養を摂ることと過食（たくさん食べる）とはまったく違います。まずは食生活を見直し、規則的かつバランスのとれた食事を摂りましょう。

病気によっては、口から栄養を摂ることが難しくなったり、消化・吸収機能の低下から栄養が身体に取り込まれにくくなってしまう場合もあります。私の専門領域のひとつである、胃腸のがんは特にそうです。腫瘍によって食事が通りにくくなり、栄養の吸収障害が生じるような場合には、早めに入院して、適正な栄養を摂るようにしていただくことがあります。一度にたくさん食べることができなければ、補助食としてエネルギーやタンパク質が補給できる栄養価の高いものを摂っていただく方法もあります。

入院までの自宅生活では、どのように食事を摂ればよいかわからないこともあると思います。その対策として、病院にはNST※3があります。NSTは患者さんの栄養状態をよくするためのチームで、手術前だけではなく、すべての患者さんを対象に稼働しています。手術前の食事に不安がある方は、管理栄養士やNSTに相談してみましょう。

※3 NST：nutrition support team（栄養サポートチーム）
栄養士、医師、看護師をはじめとしたいろいろな医療スタッフが、患者さんへの適切な栄養管理を実施し支援するチーム。1970年ごろに米国で誕生したといわれている。日本では、98年に三重県の病院にNSTが設立され、3年後には日本静脈経腸栄養学会でNSTプロジェクトが開設。今では1300以上の病院がNST稼働施設として認定されている。

愛煙家は必ず禁煙を

つらいかもしれませんが、愛煙家の方々は、手術前に必ず禁煙をしましょう。喫煙は気道を刺激し、肺や気管からの分泌物（痰《たん》など）を増やします。日頃から痰が多い人は、術後肺炎を誘発しやすいです。

全身麻酔による手術後の肺炎と喫煙の関係については、古くから知られています。タバコを少しだけ減らす、というのはなかなか難しいですから、減らすのではなくやめてしまいましょう。

喫煙は、肺がんや心筋梗塞などとも深く関係しているのが明らかです。普段から禁煙していれば、肺の切除が必要となる肺がんにかかるリスクも減ります。

心の準備を緩和ケアチームとともに

病気になったときに生じる、身体的・精神的苦痛を和らげるケアが「緩和ケア」[※4]です。緩和ケアは、進行がんの方や末期状態の方のみが受けるものではありません。

緩和ケアは、がんと診断されたそのときから始まります。診断される方のうちのほとんどは、自分は健康だと思っていた人、周囲にがんの人がおらず、自分ががんになるとは少しも思ってもいなかった人です。がんと言われて、落ち込んでしまう人が多いでしょう。その暗くなった心を元気づけ、治療に対し前向きにするのも、ひとつの緩和ケアです。

多くの人が、病気や手術に対し不安を持っています。がんの症状以外にも起こる身体的な異常や、悲しみ、落ち込みなどの精神的な苦痛をやわらげるためのケアこそが、最初の緩和ケアです。

がん患者さんの精神的負担（適応障害、うつ状態など）[※5]は大きいですが、緩和ケアチームによる適切な対応で、治療に前向きになれることもまれではありませ

※4 WHO（世界保健機関）による緩和ケアの定義
緩和ケアとは、生命を脅かす病に関連する問題に直面している患者とその家族のクオリティ・オブ・ライフ（QOL：生活の質）を、痛みやそのほかの身体的・心理社会的・スピリチュアルな問題を早期に見出し的確に評価を行い対応することで、苦痛を予防し和らげることを通して向上させるアプローチである。

※5 適応障害
はっきりと確認できるストレス因子に対し、情緒面または行動面の症状が出現するもの。たとえば、がんになった、がんの診断を受けたことで、家事が上手にできなくなったり、仕事上のミスが多くなったりするなど、普段していたことができなくなる状態を指す。

ん。昔から「病は気から」といわれますが、これもまんざらではないのです。治療に対して前向きな気持ちを持ち、手術に臨んだ方が、よい結果を導くことが多いという報告もあります。※6

手術をして病気を治すぞ、という前向きな心の準備をしておきましょう。

運動、リハビリテーション

リハビリテーション（rehabilitation）という言葉は、「re（再び）」、「habilis（できる）」を組み合わせて、「再びできるようになること」を示す言葉です。がんの手術後に再び以前の生活を取り戻すため、手術前から準備しておくことがリハビリテーションであり、すなわちこれまで述べてきたことのほとんどがリハビリテーションです。

まずは、一般的な意味でのリハビリテーションの必要性について、少し触れてみましょう。

手術では、多少なりとも筋力が落ちます。手術が大きくなればなるほど、筋力低下は著しくなります。全身麻酔の後には、肺炎のリスクも伴います。そのため、手術後早期のリハビリが重要です。

一方、手術前から始めるリハビリ（ウォーキングなどの運動や腹式呼吸の練習など）も同様に重要です。手術後に少しでも手術前の元気な状態に近づき、1日

※6　笑うとストレス解消になり、免疫が上がるといわれている。笑うと脳の血流が増え、活性化されるばかりでなく、ストレスホルモンが抑えられたり、アドレナリンやドーパミンなどポジティブになるホルモンの分泌を促したり、という効果がある。がんを抑制するナチュラルキラー細胞（NK細胞）も、笑うと活性化され、増えることが報告されている。

【病は気から】
病気は気持ちの持ちようという意味ですが、実は科学的な検証もされています。
14年に「病は気から」の根拠を実験的に証明したのが、大阪大学の鈴木一博准教授らの研究グループです。彼らの実験で、ストレスや気分など精神的な作用が免疫反応に影響するということが証明されました。
17年には、「病は気から」の分子メカニズムが、世界で初めて解明されています。北海道大学の村上正晃教授らのチームの実験で、ストレスが胃腸などの消化管疾患を起こしたり、突然死を引き起こしたりするメカニズムが解明されました。

も早く退院できるようにしましょう。

「サルコペニア」[※7]という言葉を聞いたことはありますか。一般的にサルコペニアとは加齢とともに筋肉が衰えることをいいますが、病気やその治療による筋肉の衰えも、一種のサルコペニアです。また、病気による栄養不良がサルコペニア（筋力低下）をもたらすこともあり、これは「二次性サルコペニア」のひとつと考えられます。サルコペニアは、転倒、骨折、呼吸器疾患、認知症などのリスク要因です。

また、術後にベッド上でじっとしていると、足の静脈内に血の塊（血栓）ができ、それが肺に流れることによって、命に関わるような状態（肺塞栓）[※8]になることがあります。手術後はもちろんのこと、手術前から積極的に体を動かすことにより、いろいろなリスクが軽減できます。できる限り、入院する前から軽い運動をしておきましょう。

口腔ケア

意外かもしれませんが、お口の中の管理やケアも、術前から行っておきましょう。がんの手術の多くは全身麻酔で行います。お口の中が汚れた状態であったり、虫歯や抜けそうな歯がたくさんあったり、歯周病がある人は、麻酔に関わるトラブルが多いことが知られています。手術前にお口の中の状態を改善することで、

※7　サルコペニア
「筋肉量が減少し、筋力や身体機能が低下している状態」を示す言葉。特に高齢者の身体機能障害や転倒のリスク因子になり得る。

栄養不良と
サルコペニアによる悪循環

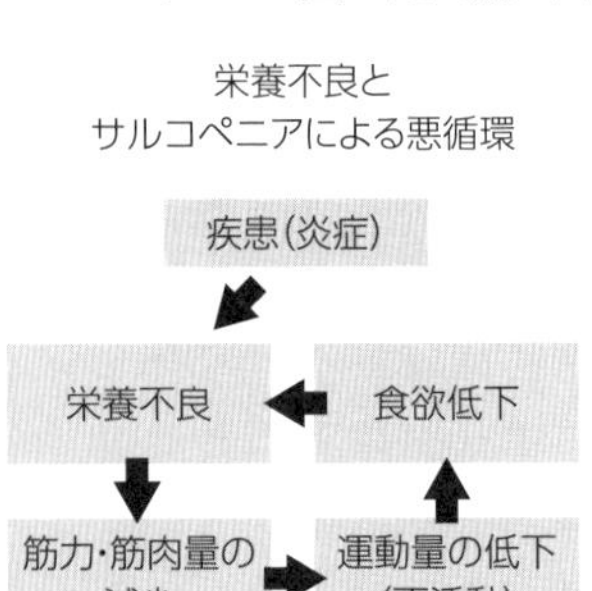
筋力・筋肉量の減少
運動量の低下（不活動）

※8　深部静脈血栓症（DVT）
脚などの深い部分にある静脈中に血の塊（血栓）ができる病気。血栓ができる原因としては、入院中や飛行機の搭乗などで長時間動かないこと、肥満、妊娠、脱水症、喫煙、骨折、ピルの内服などが挙げられる。
その血栓が心臓・肺の方に流れていき、詰まった状態を「肺塞栓症」と呼び、これはDVT単独よりも重症な状態。飛行機の搭乗に伴って起こるDVTや肺塞栓症のことを、「エコノミークラス症候群」とも呼ぶ。

全身麻酔時の歯の脱落などの口腔トラブルの予防ができ、手術後のお口の中の不快感を軽減することや、手術後早期の食事再開、手術後の肺炎などの手術後合併症予防（図表2）にもつながります。

手術前には歯科を受診し、お口の中のチェックとクリーニング、そして必要であれば応急処置も含めた治療を受けましょう。歯科衛生士による口腔衛生指導を受け、お口の中の環境を良好にしておくことは、とても大切なことです。

手術時だけではなく、手術以外のがん治療である化学療法や放射線療法の前後に行うことは、化学療法中の口腔粘膜炎の軽減や安定した食事摂取などにつながり、合併症の予防になることが期待されます。合併症が軽減されることで、入院日数が短縮され、投薬量が減るという、さまざまな相乗効果も報告されています。

入退院支援部門を知っていますか

がん治療が始まると、まず治療中や治療後の生活のことがとても気になると思います。治療費や毎日の生活費、今後の仕事のことなど、病気以外にもいろいろと心配事が尽きないでしょう。病院でこれらの相談やサポートをしてくれる部門が、「入退院支援部門」や「がん相談支援センター」といわれるところです。

特に現役でお仕事をされている方、ご家族を経済的に支えていらっしゃる方は、治療と仕事との両立で悩まれるでしょうし、場合によっては手術後に転職を余儀

図表2　口腔ケアと術後の肺炎などの術後合併症予防

口腔ケア介入による頭頸部手術の術後合併症発生率

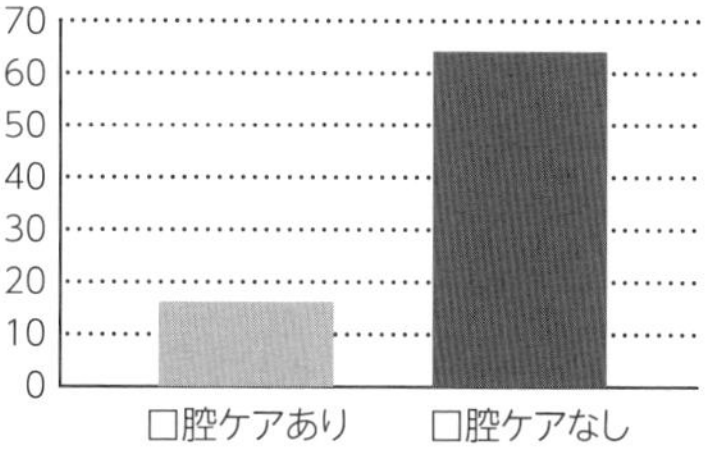

（2000年度厚生労働省がん研究助成金 大田班報告書より）

なく選択しなければならないこともあるかと思います。日頃から健康管理をしてくれる産業医のいる職場にお勤めであれば、頼られるとよいでしょう。職場や仕事の内容がわかっているからこそ、治療中、治療後の仕事との両立を考えてくれます。

毎週決められた曜日の決まった時間に、ハローワーク[※9]から相談員が来る病院もあります。相談には、治療前から応じられます。西部医療センターでは、年間のべ170人ほどの方々がこのサービスを利用されています。このほか、さまざまな社会保障制度を使ってサポートしてくれる社会福祉士（ケースワーカー）もいます。

がん相談支援センターでは、診察室や病室では言えない悩みも聞いてくれるので、ぜひ手術前からこれらの部門も活用し、悩みをできる限り少なくして治療に向かっていきましょう。

チームがあなたを守ります

以前のがん治療は、1人か2人の医師（主治医）を中心として行われていました。しかし最近では、それぞれのがん患者さんに合わせた医療をさまざまな職種の医療スタッフが連携し、入院前から、入院、手術、手術後の管理といった、治療のみならず、退院後の生活まで支援する仕組みができています。これがチーム医療[※10]です。チーム医療は、直接的な手術治療以外にも、合併症の軽減、早期退院、復

※9　ハローワーク（公共職業安定所）
厚生労働省職業安定局が憲法に定められた勤労権の保障のため、民間の職業紹介事業等では就職へ結びつけることが難しい就職困難者や人手不足の中小零細企業を中心に無償で支援を行う雇用のセーフティネットの中心的役割を担うもの。
愛知県内でハローワーク職員が病院に来てくれるのは、西部医療センターを含む3病院のみ。

※10　チーム医療
医療の質を高めるとともに、効率的な医療サービスを提供することを目的としており、厚生労働省が推進している。専門領域ごとにいろいろなスタッフが関与することで、見落としも含め、治療に対し広く深く関わることができる。医師の負担も減り、より専門的な関わりが可能となる。

職をはじめとした早期社会復帰などのよい結果をもたらすことがよくあります。

西部医療センターには、これまで紹介してきた手術前の準備について、それぞれの助言やお手伝いができる専門家がそろっています。医師、歯科医師、歯科衛生士、薬剤師、管理栄養士、理学療法士、放射線技師、臨床工学技師、臨床検査技師、緩和ケアチーム、ソーシャルワーカー…そしてこれらのスタッフと患者さんとを優しく繋げてくれる看護師です。さらに、関係者を外科医が束ねることにより、手術のチームができています。

このチームがあなたを守ります。あなたが一人ではないと勇気づけられるよう、チームであなたに寄り添い、あなた自身が手術前準備に少しでも前向きにがんばれるよう、応援します。前向きな気持ちや努力が多少なりとも変化を起こし、手術直後から少しずつよい方向へと変えていきます。

もし「がんです、手術が必要です」といわれたら、医師とチームを信頼して、これまで紹介しました7つのことを実践しながら、がんの克服へ向けて出発しましょう。

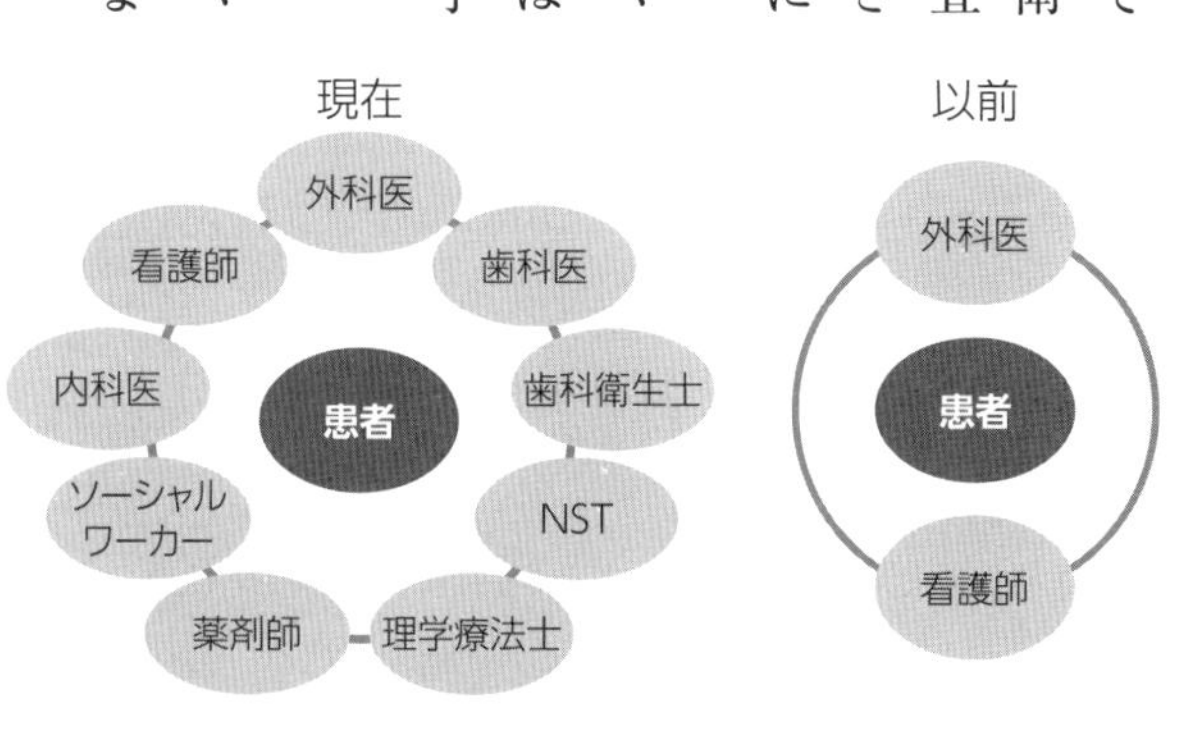

がんを患っても穏やかな日々を過ごすために ～緩和ケアのすすめ

医学研究科精神・認知・行動医学　西部医療センター　教授　奥山　徹

緩和ケアは、がんが進行したときに限らず、がんと診断されれば誰でも受けることができます。患者さん本人だけでなく、ご家族への支援もあります。がんを患っても少しでも穏やかな日が過ごせるよう、緩和ケアについて紹介するとともに、ご本人とご家族ができることについてもお話しします。

緩和ケアとは

もしがんと診断されたら、患者さんやご家族にとってはそのがんがよくなるかどうかが、一番の心配ごとでしょう。病院も、まずがんの治療に全力を注ぎます。しかし近年では、がんを患うことによって経験するさまざまなつらさをやわらげることも、がんの治療と同じように大切だと考えられるようになってきました。

がんによってどのようなつらさが生じるかは、がんの部位、種類、進行の程度などによってさまざまです。一番よくあるのは痛みやだるさなどですが、そのほ

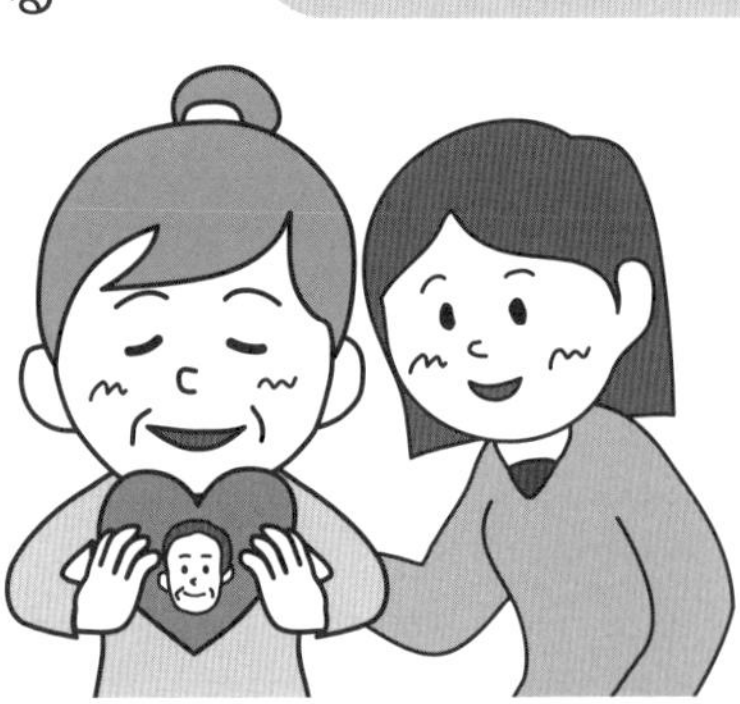

かにも、がんの治療に伴う吐き気や、病気について好ましくない情報を知ることによる精神的な負担、不眠などがあるかもしれません。病気になることで突然これまでの役割をこなせなくなることへの不安や、お金の負担などといった、社会的負担もあるでしょう。どこで療養をするのがよいかなど、療養場所の心配をする人もいます。

このような、がんを患うことによって生じるさまざまなつらさや負担をやわらげ、がんになっても過ごしやすい生活を維持していくための医療やケアのことを「緩和ケア」といいます。痛みに対して痛み止めを使うことから、気持ちのつらさについてカウンセリングをすること、仕事が続けられるように病院と職場が連携すること、自宅で過ごせるように医療や介護を整えること、ご家族やご遺族に対する支援を行うことまで、その内容は多岐に渡ります。

緩和ケアはどのような患者さんが受けられるの？

緩和ケアには、〝がんが進んだ患者さんや、終末期（亡くなる直前）の状態にある患者さんを対象としたケア〟というイメージがあるかもしれません。しかし現在では、がんの診断時から、そしてがんの治療が終わった後でも、つらさがあれば必要に応じて、いつでも緩和ケアを受けることができます（図表1）。

確かに、がんが進んだ時期の方がさまざまな症状を生じ得るので、進行・終末期の患者さんは、緩和ケアを必要とする場合が多いといえます。一方で、医療の

図表1　がん治療と緩和ケア

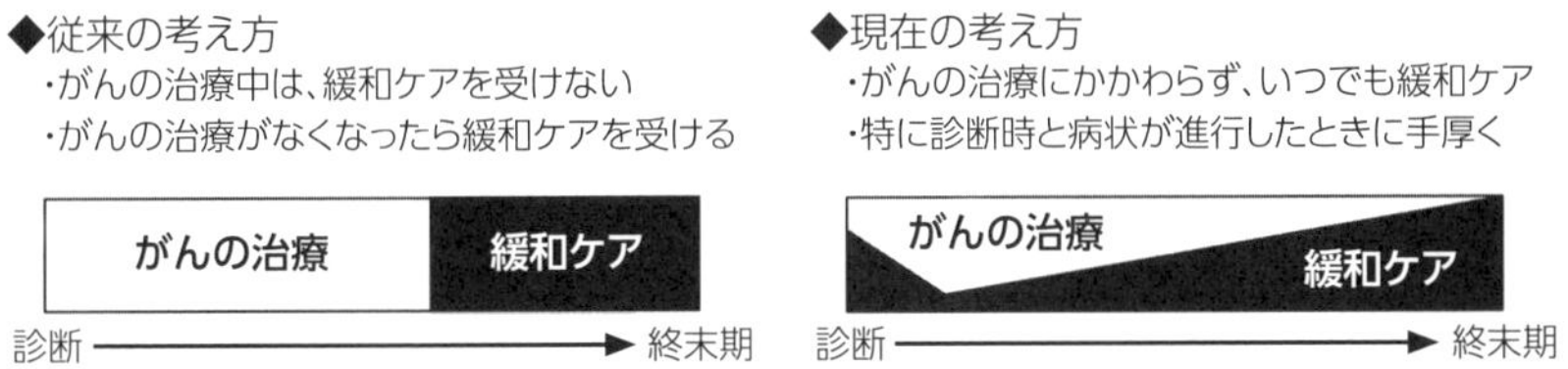
◆従来の考え方
・がんの治療中は、緩和ケアを受けない
・がんの治療がなくなったら緩和ケアを受ける
がんの治療
緩和ケア
診断
終末期
◆現在の考え方
・がんの治療にかかわらず、いつでも緩和ケア
・特に診断時と病状が進行したときに手厚く
がんの治療
緩和ケア
診断
終末期

（Ferris FD et al. J Clin Oncol 2009を元に著者改変）

進歩により、がんと診断された患者さんの約70％が、診断後5年以上生存できるようになっています。がんとつきあいながら長い期間生活される方々が増えている中で、過ごしやすい日々を送ることができるようにサポートすることも、緩和ケアの大切な役割のひとつです。

緩和ケアは誰が提供してくれるの？

緩和ケアの第一歩は、患者さんのさまざまなつらさに対して、最初に対応する立場にある主治医や看護師が行います。何か困ったことがあれば、まず主治医や看護師に相談しましょう。

また病院には、薬剤部、リハビリテーション部、栄養課、地域連携室など、患者さんを支援するためのさまざまな部門があります。主治医や看護師は、こういった部門とも連携して対応します。

主治医や看護師では対応が難しく、専門的な緩和ケアを必要とする場合には、緩和ケアチームや緩和ケア病棟、在宅医療など専門家の出番です。

患者さんのさまざまなつらさに対応するため、「緩和ケアチーム」には多職種のスタッフがそろっています。たとえば、身体症状をやわらげる医師、精神症状をやわらげる医師、がんに関する資格をもった看護師、薬剤師、臨床心理士など（図表2）。がん診療連携拠点病院（名市大病院群では、名市大病院と西部医療センター

図表2　緩和ケアチームとは

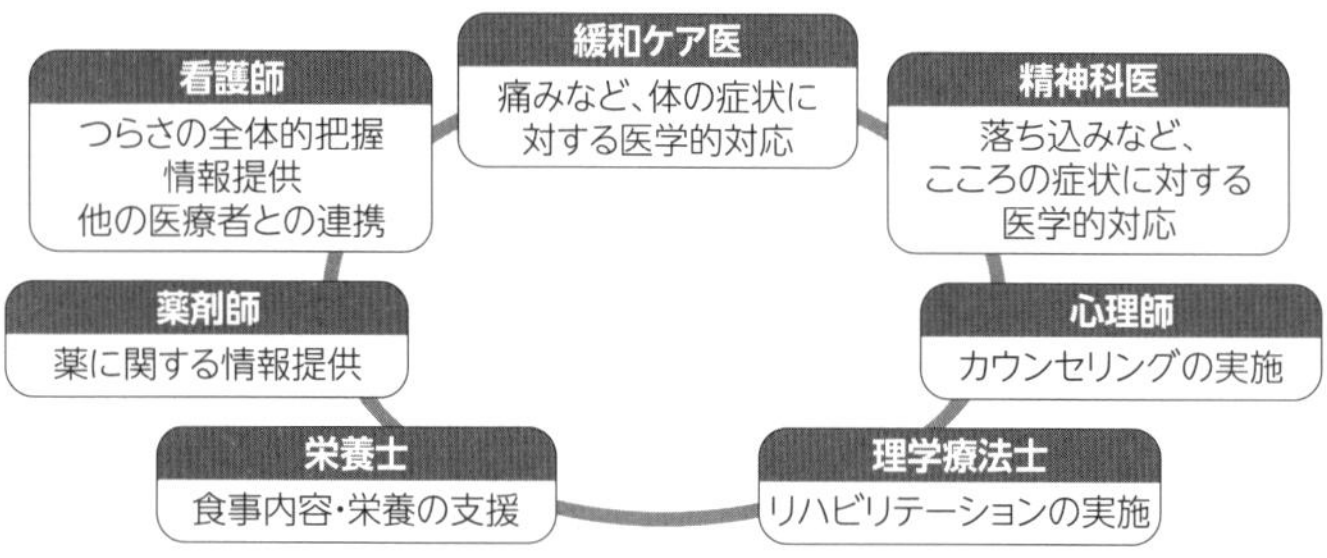

がその指定を受けています）には、このような緩和ケアチームを置くことが義務づけられています。

緩和ケア病棟

「緩和ケア病棟」とは、患者さんのつらさの緩和を専門的に行う病棟です。がん治療を行わない、進行・終末期の患者さんが利用します。

愛知県では、19病院（うち名古屋市内は5病院）に設置されています（図表3）。名市大病院群には緩和ケア病棟がありませんので、名市大病院、東部・西部医療センターでがんの治療を受け、その後、緩和ケア病棟への入院を希望される場合には、他院に紹介をさせていただくことになります。

緩和ケア病棟では、患者さんのつらさを和らげ、その人らしく過ごせるための医療やケアを行います。痛みや息苦しさ、気持ちのつらさなど、苦痛を和らげることに習熟した医師や看護師などのスタッフが配置されており、適切な医療やケアを受けることができます。先に述べたように、がんそのものに対する治療は行いませんが、レントゲンや採血、点滴など、患者さんの苦痛をやわらげる

図表3　愛知県下の緩和ケア病棟

病院名	所在
日本赤十字社愛知医療センター 名古屋第一赤十字病院	名古屋市中村区
聖霊病院	名古屋市昭和区
協立総合病院	名古屋市熱田区
名古屋掖済会病院	名古屋市中川区
南生協病院	名古屋市緑区
豊橋医療センター	豊橋市飯村町
一宮市立市民病院	一宮市文京
名古屋徳洲会総合病院	春日井市高蔵寺町
津島市民病院	津島市橘町
刈谷豊田総合病院	刈谷市住吉町
豊田厚生病院	豊田市浄水町
安城更生病院	安城市安城町
江南厚生病院	江南市高屋町
小牧市民病院	小牧市常普請
公立知多総合病院	東海市中ノ池
藤田医科大学病院	豊明市沓掛町
愛知国際病院ホスピス	日進市米野木町
済衆館病院	北名古屋市鹿田
海南病院	弥富市前ケ須町

ために必要な検査や処置などは行います。

患者さんやご家族がゆったり過ごせるよう、緩和ケア病棟は個室が多くなっています。ベッドに寝たまま入浴できる装置や、ご家族の控え室、患者さん用の台所、談話室なども備えられ、少しでも穏やかに療養生活を送ることができるよう、特別な配慮がなされています。

残された時間を苦痛少なく過ごす、という目的で利用する患者さんが多いですが、最近では、急に症状がひどくなったときや、がんの治療を終えた後に自宅で過ごせる程度まで症状や体調を整えたいときなどに、一時的に緩和ケア病棟に入院し、その後に在宅療養を目指す、という患者さんもいます。

在宅医療

がんが進行し、日常生活を送るのに支障があっても、自宅で療養することを希望する患者さんやご家族が増えています。このような患者さんには、在宅医療を行う診療所の医師が訪問診療（定期的に医師が訪問して診療をすること）や往診（病状の悪化などの際に、患者さんの求めに応じて訪問し、診療を行うこと）を行う、あるいは医師の指示のもとで看護師が訪問して、処置、服薬管理、療養生活の相談やアドバイスなどの、緩和ケアを提供します。

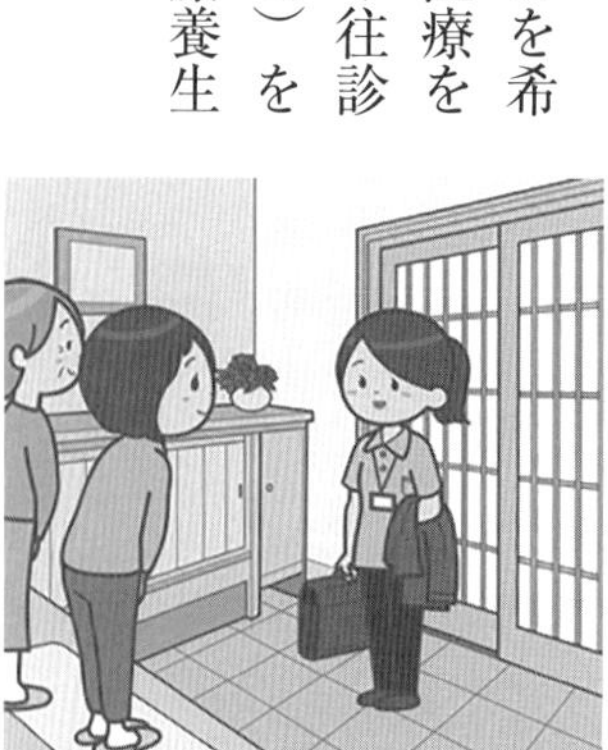

つらさのない日々を過ごすために、本人ができること（図表4）

①つらさをがまんせず、医療者に教えてください

患者さんのつらさは、その患者さんにしかわかりません。医療者から患者さんに尋ねることもあると思いますが、それでも医療者がつらさを適切に把握できていないことも多いので、つらいこと、困ったことがあれば遠慮なく教えてください。

入院時や外来化学療法室利用時などに、つらさに関するアンケート票の記入をお願いすることがあります。このようなアンケート票も、医療者があなたのつらさを知る重要な機会となります。困ったことがあれば遠慮なく記載してください。アンケート票の結果をふまえて、主治医や看護師を中心に病院のさまざまな部門が連携し、サポートします。

②がん相談支援センターを利用しましょう

患者さんの多様なつらさに対応するために、病院のさまざまな部署でサポートを提供することはよいことなのですが、一方で「いろいろな部署があってどこに相談したらよいかわからない」といった声もあります。何か困っていることがあって、どこに相談したらわからないという場合は、「がん相談支援センター」（病院によっては名称が異なることがあります）を利用しましょう。

図表4　つらさのない日々を過ごすために

1. つらさをがまんせず、医療者に教えてください
2. がん相談支援センターを利用しましょう
3. 症状の緩和に使用している薬について知りましょう
4. 専門家に相談しましょう
5. がんが進んだときにどのように過ごしたいか、
   あらかじめ考えておく方も増えています

がん相談支援センターは、がん診療連携拠点病院に設置されています。がん患者さんをサポートするための情報がここに集められており、専門の相談員もいます。自宅近くのどこに緩和ケア病棟があるか、というような情報も、がん相談室で得られます。

③症状の緩和に使用している薬について知りましょう

痛みなどの体のつらさや、眠れない・落ち込むなどといった気持ちのつらさに対して、薬を使うことがあります。使った薬の効果や副作用をふまえて次の対策を考えますので、もし症状をやわらげるために薬が処方されているなら、自分がどのような薬を使っているのか把握しておきましょう。

そのうえで、薬を使った効果や副作用はどうか、自分で自分を観察してみましょう。痛いとき、眠れないときなど、症状があるときに使う薬（頓服《とんぷく》といいます）については、どの程度の頻度で使ったのか（1日○回、あるいは1週間で○回）を記録しておきましょう。

④専門家に相談しましょう

症状をやわらげる方法には、さまざまなものがあります。中には主治医にとっても、あまりなじみがない方法もあります。主治医の対応で十分に症状がやわらがないときには、「緩和ケアを受診したい」と伝えてみてください。主治医から緩和ケアチームに診療の依頼をしてもらうことで、受診することができます。

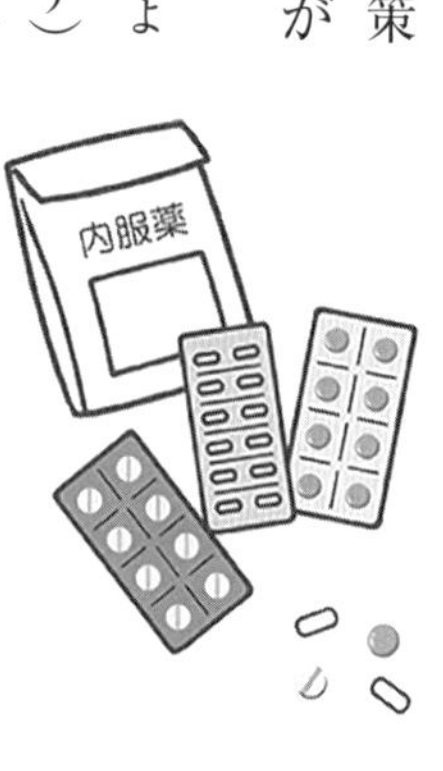

⑤がん が進んだときにどのように過ごしたいか、あらかじめ考えておく

「人生会議」という言葉をお聞きになったことはあるでしょうか。これは、「万が一病気が進んだときに備えて、自分が望む医療やケアについて前もって考え、家族などや医療・ケアチームとくりかえし話しあい、共有する取り組み」のことをいいます。

事前にこのような話しあいをしておくと、病状が悪くなった場合にも、患者さんの希望を反映した医療が実現できます。患者さんが希望する場所で療養したり、早めに緩和ケア病棟に移動できたり、などというメリットがあることも知られるようになってきました。厚生労働省も、この取り組みを推奨しています。

病気が進む可能性について考えたくない、という方もおられると思います。無理をする必要はありませんが、関心をお持ちになった方は、インターネットなどで「人生会議」に関する情報を得てみるとよいかもしれません。

つらさなく過ごせるように、ご家族ができること

①患者さんの言葉に耳を傾けましょう

言葉にして誰かに聞いてもらうだけで、楽になることが多くあります。ご家族の側からすると、患者さんの思いを聞いて「そんなことを言われても私には何もできない」という気持ちになるかもしれません。しかし、必ずしも患者さんの言葉に対応して何かを解決することが、最も大切というわけではないのです。アド

バイスがかえって、患者さんの負担になることもあります。
患者さんの言葉をよく聞き、家族に理解してもらう。患者さんが求めていることが、それだけだという場合はよくあります。

②患者さんと一緒に医療の説明を受けましょう

現在の医療においては医師が一方的に治療を決めるのではなく、医師が病状や治療方法について説明したうえで、患者さんの意向を確認しながら、治療を決めるようになっています。一般的には、がんが進行している時期ほど、患者さんが大切にしたいことを尊重しながら方針を決めていくことが重要です。

そのことは、多くの患者さんにとって好ましいことだと思いますが、自分で治療方針を選択していくことに負担や困難を感じる患者さんもいます。そのような場合はご家族が一緒に説明を受け、「患者さんにとってどのようにするのが最もよいか」を一緒に考えることが、患者さんにとって大きな助けとなります。一緒に説明を受け、正しく病状や今後の方針を理解することで、「家族として何ができるか」を考えたり、できることを患者さんや医療者と相談したりすることも容易になります。

③ご家族もつらさを抱え込まずに、支援してくれる人を見つけましょう

家族の一員が病気になると、家族にも実生活のうえで、あるいは精神的にさまざまな負担が生じます。患者さんのことを最優先するあまりに、負担が過度になっ

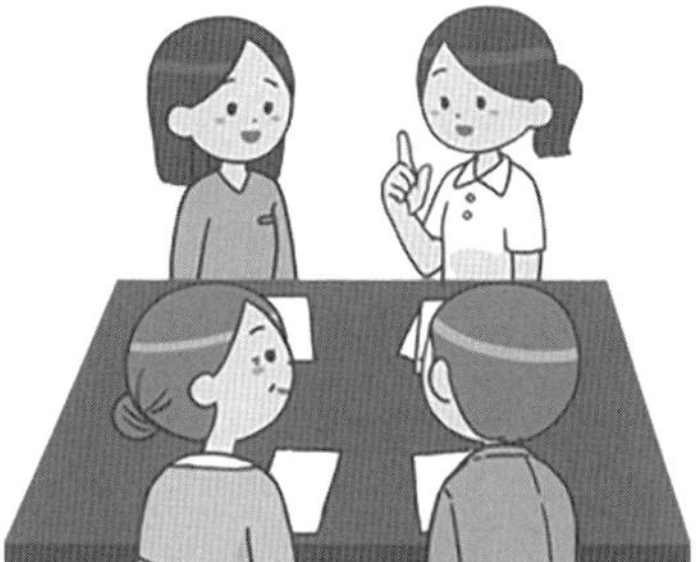

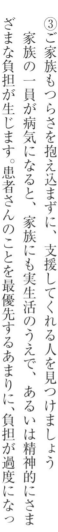

て共倒れにならないよう、ご自身のことも労りながらサポートをしましょう。そのためには、ご家族がご自身の時間を大切にすることも必要だと思いますし、ご友人や医療者なども含め周囲に支援してくれる人を見つけて、ご自身のつらさについて話すのもよいと思います。

最近は在宅での療養を希望する患者さんも多くいますが、特に患者さんが介護を必要とする状態の場合には、ご家族の力だけでは困難なこともあります。がん相談支援センターでは、このようなときに利用できるさまざまなサービスについて、ご家族に対しても情報提供を行っていますので、ぜひご利用ください。

がんの集学的治療
～進化を遂げた非小細胞肺がんの治療から

医学研究科呼吸器・免疫アレルギー内科学　西部医療センター　教授　秋田　憲志

いくつかの治療法を組み合わせた治療方法を「集学的治療」といいます。非小細胞肺がん（ＮＳＣＬＣ）の治療成績は、放射線治療と薬物療法の組み合わせで成績が改善しました。その変遷について紹介します。

非小細胞肺がん

厚生労働省人口動態調査によると、２０１９年に日本では年間約１３８万人の方が死亡しており、悪性腫瘍による死亡は約37万６０００人と、最も多い死因となっています。その中で、肺がんなど「気管・気管支・肺」の悪性腫瘍による死亡者数は７万５３００人と最も多く、年々増加傾向にあり、有効な治療薬や治療技術の開発が求められてきました。

肺がんは、腫瘍の組織型により大きく、小細胞肺がん（ＳＣＬＣ）と非小細胞

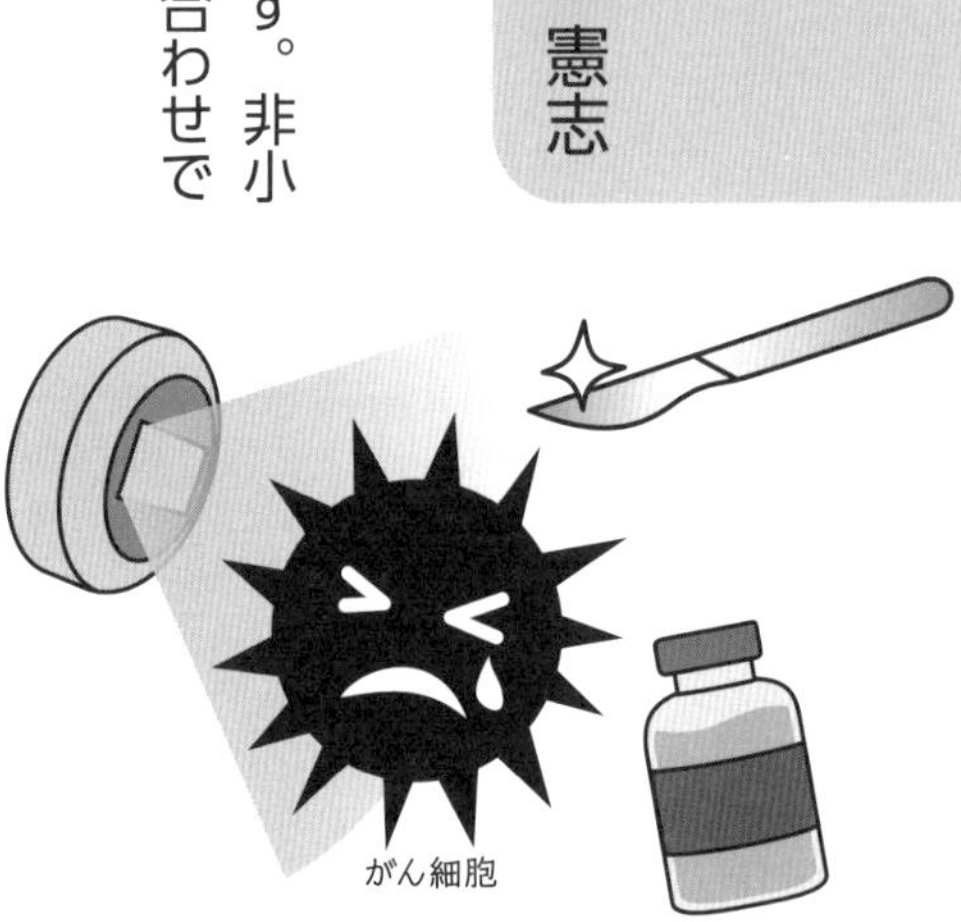

肺がん（ＮＳＣＬＣ：non-small cell lung cancer）に分類されます。生物学的特性が異なることから、両者はそれぞれ別々に治療開発が行われてきました。

ＳＣＬＣは、肺がんの約15％を占め、発がんと喫煙との関連が強い肺がんです。増殖速度が速く早期に転移しやすいですが、抗がん剤による化学療法や放射線治療に対しては高い感受性があります。

一方、ＮＳＣＬＣはその名の通り、小細胞がん以外の肺がんで、腺がん、扁平上皮がん、大細胞がんなどが含まれます。一般にＳＣＬＣと比較して腫瘍の増殖速度は遅く、化学療法に対する感受性は低くなります。このため、ＮＳＣＬＣに対して、過去30年の間に多くの新薬が開発されてきました。

ＮＳＣＬＣの治療法

ＮＳＣＬＣに対する治療法には、局所療法である手術と放射線治療に、全身治療である薬物療法の、計３つの方法があります。治療の戦略は、肺がんの進行度を表す「病期（ステージ）」と、がんの組織を採取して調べる「組織型」、および患者さんの年齢や臓器の機能から立てられます。

手術は比較的病期が早く（ステージⅠ、Ⅱ、ⅢＡの一部）、臓器の機能が保たれている方に適用されます。すべての腫瘍を取り除くことができれば、最も治癒が期待できる治療法になります。

放射線治療は、照射した部分の腫瘍を、細胞死に至らしめる治療法です。手術と違い全身麻酔が不要で、臓器機能が不十分な場合でも、多くの場合で治療が可能です。

しかし、放射線は腫瘍だけにしぼって照射することが難しく、腫瘍周囲の臓器（肺、食道、心臓など）にも当たって、炎症を引き起こしてしまいます。腫瘍の大きさや場所によっては、安全な照射範囲が設定できないという理由で、放射線治療の適用外と判断される場合があります。ＮＳＣＬＣでは、手術が適用されない場合のステージⅠ、Ⅱや、腫瘍が切除できないステージⅢＡ、ⅢＢのがんに対して、放射線治療単独、もしくは薬物療法との併用療法が選択されます。

薬物療法には、

・抗がん剤（細胞障害性抗がん剤）
・分子標的治療薬
・免疫チェックポイント阻害剤

を使うものがあります。組織型や腫瘍細胞に特有の遺伝子（ドライバー遺伝子）の変異があるかどうかなど、がんの特性に応じて、一種類の薬を単独で用いるか、あるいは数種を組み合わせるか、最適な治療を選択していきます。

治療をより強化するため、手術、放射線治療、薬物療法それぞれの利点を活かし、2つもしくは3つを合わせて行う治療のことを「集学的治療」といいます（図表1）。

図表1　非小細胞肺がんの病気分類と治療

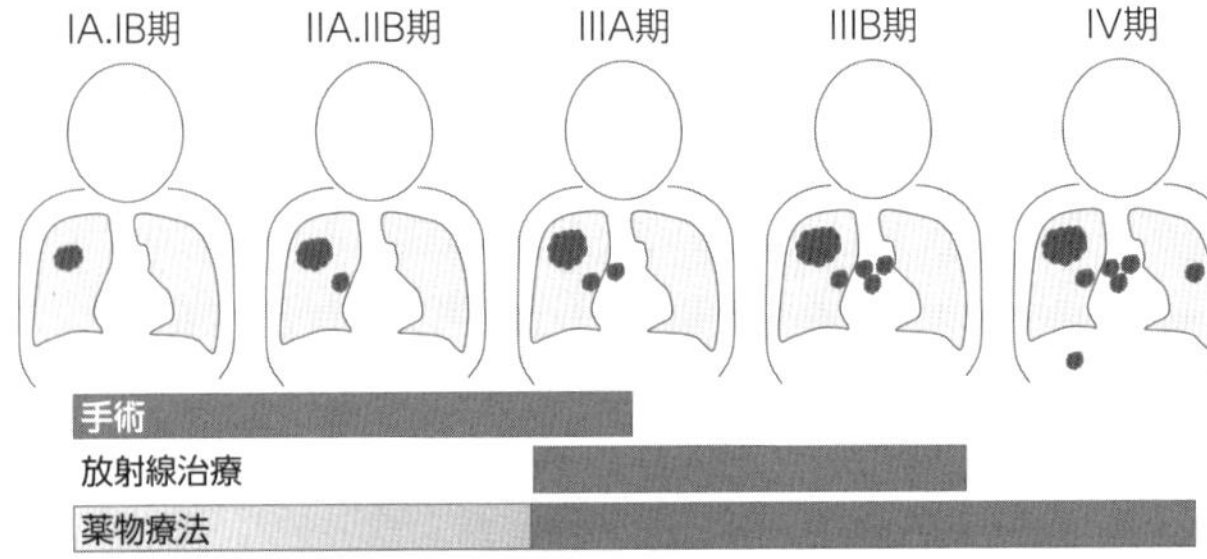

たとえば、手術ができても、術後にがんが再発してしまうケースが少なからずあります。そこで、術後に抗がん剤を使用し、最初の病期診断では検出できなかったが、残存が想定される微小な転移がん細胞を治療して、再発の可能性を減らそうとするのが、標準的になってきています。

切除不能ステージⅢNSCLCには集学的治療が有効

腫瘍は局所にしかなくても、隣接する重要な臓器にがんが浸潤してしまったり、複数のリンパ節に転移をきたしたりしていて、手術では取り切れない状態にまで進行してしまったものは、手術で取ることができません。この「切除不能ステージⅢ」は、治癒を目指した治療戦略を立てられる、最後の段階でもあります。

近年ではFDG-PET[※1]が病期診断に用いられるようになり、腫瘍の位置がより正確にわかるようになりました。しかし、それでも腫瘍細胞の検出には限界があり、特に病状が進行したステージⅢでは、微小な転移がすでにある可能性が高く考えられます。そこで、腫瘍局所に対する治療だけでなく、転移の抑制も考えた、強力な集学的治療が求められてきました。放射線治療技術や薬物療法がそれぞれ時代とともに進化した今、ステージⅢの治療成績は相乗的に向上したともいえます。

※1 FDG-PET
がん細胞が正常細胞と比較してブドウ糖を取り込みやすい性質を利用して、がんのある場所を調べる検査。
ブドウ糖に類似した物質に放射線同位元素で目印をつけた18F-FDG（FDG）という検査薬を注射し、全身をスキャンして、FDGが取り込まれ集積している臓器からの放射線信号を検知する。これをCTで得られた臓器の位置情報と照らし合わせ、FDGが集積している場所を見つける。

放射線治療と抗がん剤治療の組み合わせの変遷

切除不能ステージⅢのNSCLCの治療は、1980年代には放射線治療のみで行われていました。しかし、治療後にがんが遠隔転移し、再発する割合が高くみられました。そこで、放射線による局所治療だけでなく、転移を抑制する治療が必要だと考えられるようになったわけです。

その後、抗がん剤の「シスプラチン」が臨床導入され、NSCLCに対して、シスプラチンを含む2剤もしくは3剤を用いた「多剤併用化学療法」が有効だとわかりました。比較試験やメタアナリシス[※2]が行われ、シスプラチンを含む多剤併用化学療法と放射線治療を併用する方法が、放射線治療を単独で行う治療に比べ、生存期間を延長させることが示されました。

当初は副作用を分散できると考え、化学療法と時期をずらして放射線治療を行う「逐次併用療法」が行われました。しかしその後、シスプラチンにがん細胞の放射線治療に対する感受性を高める作用があるとわかり、シスプラチンを同時に使用する「同時併用療法」に注目が集まりました。副作用は強くなるのですが、同時併用療法の方が生存期間を延長できることが示され、以後、全身状態がよい場合には、これが推奨されるようになりました。

90年代になると、

※2 メタアナリシス
複数の研究の結果を統合し、より質の高い信頼性の高い結果を得るための解析。

①シスプラチン＋ビンデシン
②シスプラチン＋ビンデシン＋マイトマイシンC
③シスプラチン＋ビンブラスチン
④シスプラチン＋VP－16

といった組み合わせで、シスプラチンと別の薬を併用し、同時に放射線療法を行うようになります。これによって、切除不能ステージⅢNSCLCの治療成績は、生存期間中央値[※3]17カ月、2年生存率は35％前後となりました。

第3世代の抗がん剤・免疫チェックポイント阻害剤の導入による進化

90年代後半には、塩酸イリノテカン、パクリタキセル、ドセタキセル、ビノレルビン、ジェムシタビンなど、「第3世代」と呼ばれる抗がん剤が臨床導入されました。これら第3世代の抗がん剤は、単剤でもNSCLCへの効果が20％を超えます。さらにシスプラチン、カルボプラチンなどのプラチナ製剤[※4]を併用することで、生存期間をより延長できることが相次いで報告され、新たな標準的治療に代替わりしていきました。

切除不能ステージⅢのNSCLCでは、

①シスプラチン＋ビノレルビン
②カルボプラチン＋パクリタキセル

※3　生存期間中央値
治療研究に参加した患者さんの半分の方が亡くなるまでの期間。

※4　プラチナ製剤
細胞障害性抗がん剤には多くの種類があり、作用機序などにより、下記などに分類されています：アルキル化剤、代謝拮抗剤、ビンカアルカロイド系、タキサン系、抗腫瘍性抗生物質、トポイソメラーゼ阻害剤、プラチナ製剤。
プラチナ製剤にはプラチナ（白金）が成分として使用されており、NSCLCにはシスプラチンやカルボプラチンが使用される。

③シスプラチン＋ドセタキセルの組み合わせが試され、生存期間中央値は21〜26・7カ月、2年生存率は60％程度まで改善しました。その後、臨床導入された新規抗がん剤の「S1」を用いた「シスプラチン＋S1」との併用療法も、良好な結果を示しました。

NSCLCの治療薬として近年最も重要な進歩が、「免疫チェックポイント阻害剤」（immune checkpoint inhibitor: ICI）の臨床導入です。

人の体には、異物が入ってきたときに、それを認識して排除する免疫システムが備わっており、免疫応答を活性化する分子と、抑制してブレーキとして働く分子が存在します。このブレーキの役割が「免疫チェックポイント」と呼ばれています。

免疫チェックポイント機構は、T細胞が自己の正常細胞に対する不適切な免疫応答を引き起こすことを抑制しています。がん細胞は、本来は異物と認識されT細胞に排除されますが、この免疫チェックポイント機構を狡猾に利用して、T細胞からの攻撃を免れることで排除されずに増殖することができるようになります。そこで使用されるようになったのが、「免疫チェックポイント阻害剤」です。この治療薬は免疫チェックポイント機構を阻害し、がん細胞に対する免疫応答を再活性化します。既存の化学療法と比較しても、生存期間を長く延長することが示されました。

15年に「ニボルマブ」が臨床導入されて以降、「ペンブロリズマブ」、「アテゾリズマブ」が相次いで導入され、進行期NSCLCの1次および2次治療[※5]の標準

※5 **がんの1次治療／2次治療**
がんの化学療法では、まず「1次治療」として、抗がん剤の組み合わせを選択して治療する。1次治療で腫瘍の一時的な縮小は得られるが、ほとんどの場合、再度悪化（再燃）してしまう。再燃した後に再び行う抗がん剤治療を「2次治療」と呼ぶ。

的治療のひとつとなりました。

放射線治療はがん細胞の「免疫学的細胞死」[※6]を引き起こして、抗原として認識されやすいようにし、体内の免疫機構を活性化するだけでなく、腫瘍のMHCクラスⅠ分子[※7]の発現や、免疫チェックポイント阻害剤の効果予測因子[※8]とされる腫瘍細胞のPD—L1の発現を増加させることがわかっています。そのため、相乗効果を期待し、放射線化学療法と免疫チェックポイント阻害剤を組み合わせた臨床試験が試されてきました。

免疫チェックポイント阻害剤のひとつである「デュルバルマブ」は、切除不能ステージⅢNSCLCに放射線療法と併せて使用することで、生存期間中央値が47・5カ月と高い効果が得られることがわかり、新しい標準的治療として期待されています。

放射線治療の進化

放射線治療の施行方法についても、多くの知見が集積されてきました。

切除不能ステージⅢNSCLCに対して、化学療法と同時併用する放射線を、標準的な放射線量である60Gy（グレイ）にした場合と、高線量の74Gyにした場合とを比較したところ、高線量のほうが標準線量よりも局所再発リスクが高く、治療関連死も増え、生存期間も有意に短い、という予想に反した結果となりました。腫瘍局所に対する放射線量を上げることで、隣接する重要な臓器（正常肺、

※6 免疫学的細胞死
がん細胞が壊れて、がん抗原（がん細胞特有の物質）が生体内に現われると、そのがん細胞に対する免疫反応が増強される。がんへの抵抗に役立つ細胞死。

※7 MHCクラスⅠ分子
この分子が体細胞上に発現していると、細胞障害性Tリンパ球が結合し、抗原を認識することができるようになる。

※8 効果予測因子
使用を検討している抗がん剤の効果がどれくらい期待できるか予測することができるがん細胞が持つ特性。PD—L1を発現している腫瘍細胞は、免疫チェックポイント阻害剤の有効性が高い。

心臓、食道など）への線量も増えてしまい、毒性が強くなってしまった結果だと考えられています。このため、74Gy以上の放射線照射は、現在推奨されていません。

そこで、切除不能ステージⅢNSCLCの治療として注目されているのが「強度変調放射線治療（IMRT）」です。コンピューターで放射線の照射強度を制御し、隣接する重要臓器への照射を減らしながら標的腫瘍に照射する、新しい放射線照射技術です。

陽子線や重粒子線を総称して粒子線といいますが、粒子線による治療も、新たに注目されています（図表2）。粒子線治療は、通常の放射線治療とは照射方法がまったく異なります。

陽子線は、水素原子の原子核を、重粒子線は炭素原子の原子核を加速したものです。体内に入っても体表近くではエネルギーをほとんど放出せず、停止する直前にエネルギーを放出して、標的とする腫瘍組織に大きな線量を与えますが、腫瘍より深部では急激にまた放出エネルギーが減少する、という物理学的性質を持っています。このため、通常の放射線治療に用いられるX線と比較して、隣接臓器への線量を低減することができます。また、選択的に腫瘍への線量を高めることによって、局所制御率を向上させることが期待されています。

私どもの施設では、切除不能ステージⅢNSCLCに対して、「シスプラチン

図表2　陽子線治療の特徴

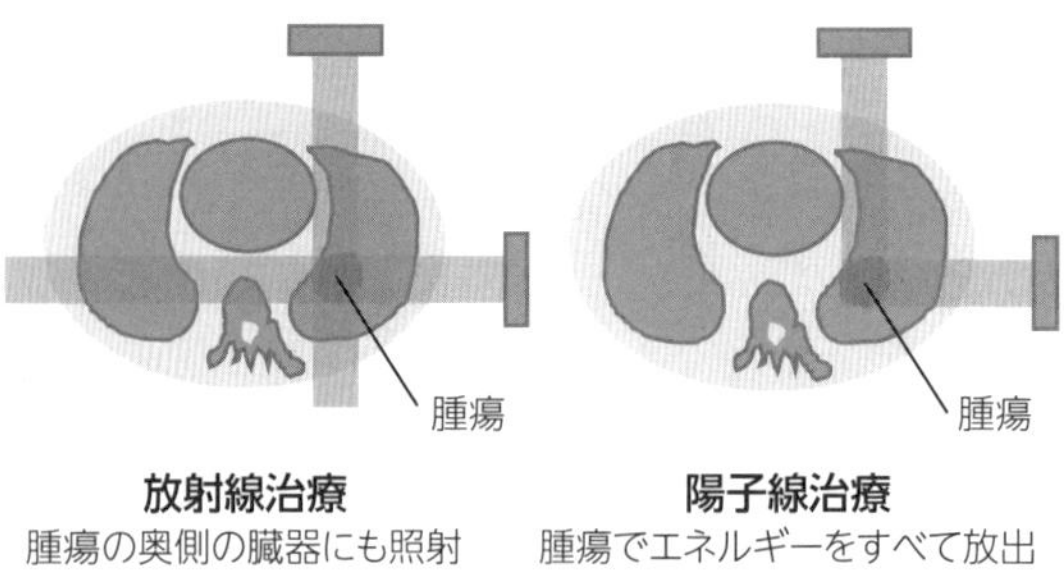

従来のX線は、体の表面に近いところで放射線が強く、病巣に届くまでに減弱し、病巣の後ろも止まらずに突き抜けていく特徴があります。一方で陽子線は、ある深さにおいて放射線量がピークになる特性を持っており、病巣で放射線が強く、病巣の後ろでは止まります。放射線を病巣に集中できるため、正常組織への影響を低く抑えることが可能となっています

＋S1」と陽子線治療を同時併用する臨床試験を行いました（図表3）。陽子線治療の照射線量は、70Gyです。結果、毒性は許容内で、5年生存率が59％となり、とてもよい結果が得られました。

本治療では、副作用が比較的軽く、抗腫瘍効果が期待される「シスプラチン＋S1」の組み合わせを使用したこと、陽子線治療の際に呼吸に合わせて治療を行う「呼吸同期」、標的腫瘍の縮小に合わせて照射野を設定し直す手法などを取り入れ、丁寧に治療を行ったことが功を奏したと考えられ、再発臓器機能を温存することができ、再発しても2次治療が十分に受けられる状態が保たれました。

さらなる治療成績の向上を期待して、この治療の後にデュルバルマブを使用し、治療成績を評価しようという臨床試験も進行中です。

切除不能ステージⅢNSCLCの治療は、このように放射線治療技術と薬物療法のそれぞれが進化を遂げたことで、治療効果の向上や毒性の軽減ができ、これらを合わせた集学的治療によって生存期間をはじめとした治療成績が改善しました。多くの患者さんが長期生存できるようになる日は、すぐそこまで近づいてきているかもしれません。

図表3　西部医療センターの陽子線治療センター

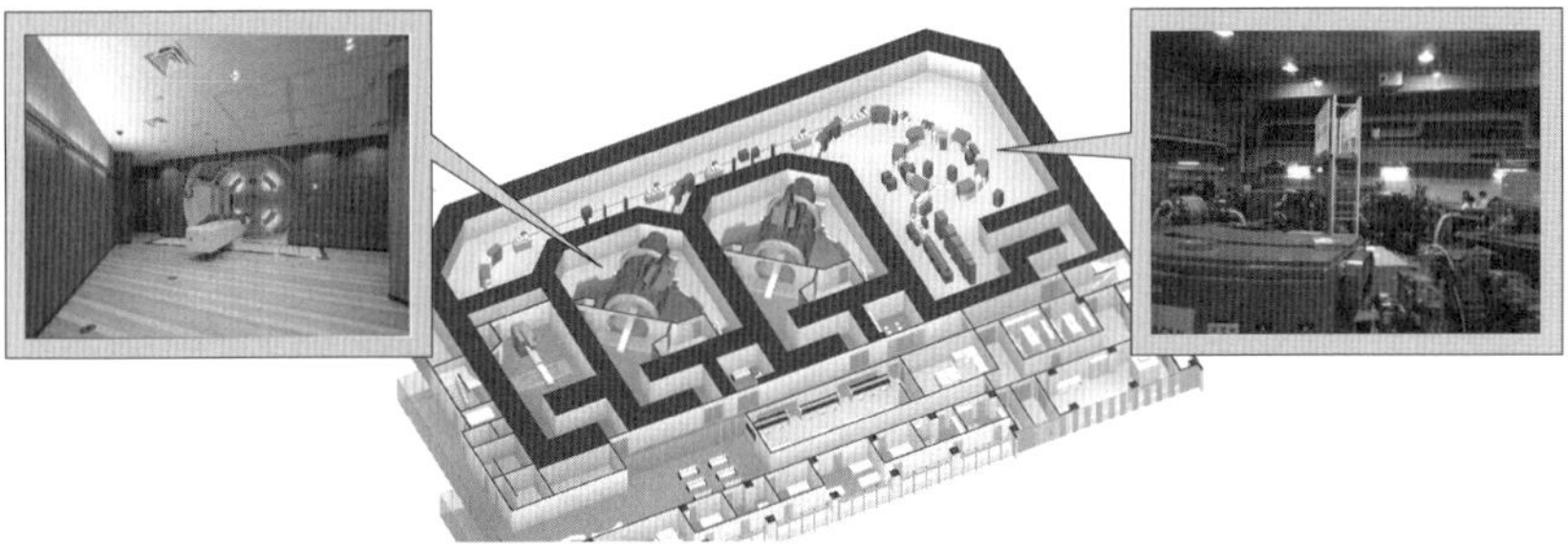

体にやさしいがんの陽子線治療

医学研究科放射線医学　西部医療センター　教授
名古屋陽子線治療センター長　荻野　浩幸

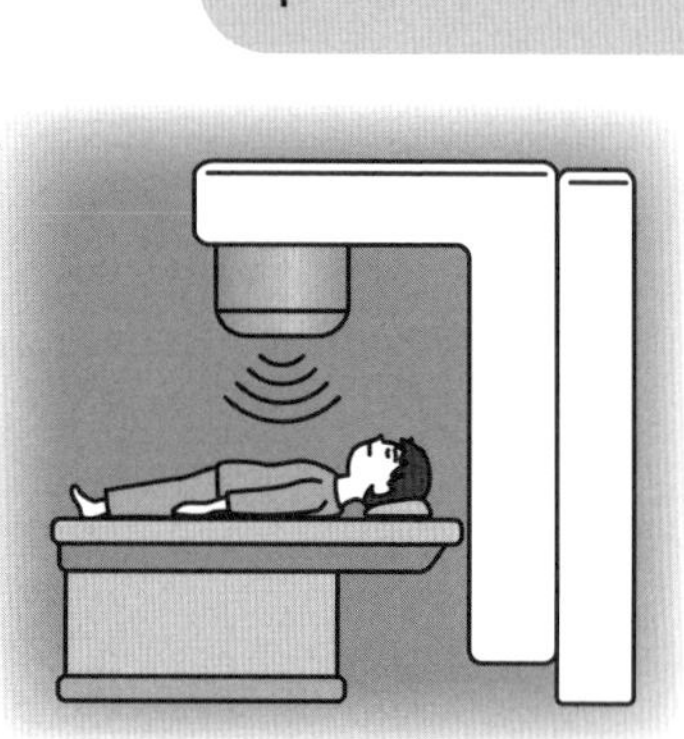

日本人の2人に1人が一生涯のうちにがんにかかり、3人に1人ががんで亡くなる時代といわれています。がんについて知っておくことは、ご自身またはご家族の健康を考えるうえで、とても重要です。副作用が少なく、有効性が期待される陽子線治療について紹介します。

がんと放射線治療

がんは体中のさまざまな場所に発生し、場所によって治療法や治りやすさなどもさまざまです。しかし、早期に見つけることで治る確率が高まるということは、いずれのがんにも共通しています。がんは検診で見つかる場合も多く、早期発見には有用ですので、がん検診は積極的に受けることをお勧めします。

では、がんが見つかってしまったら、どのような治療法が選択できるのでしょうか。がんの治療方法は、

・切除することでがんを治す手術療法
・薬を使ってがん細胞を破壊し、全身への効果が期待できる化学療法
・体への負担が少ない放射線治療
の３本柱です（図表１）。

放射線治療は、放射線によりがん細胞を死滅させることを目指した治療法です。人体に放射線を照射されても痛みなどは感じませんので、麻酔は必要なく、治療効果も副作用も、放射線の当たった部分にしか現れません。全身に与える負担が少ない治療法で、小児から高齢者に至るまで幅広く利用されています。

放射線治療は、がんを治すことを目指した根治的な目的に使用するだけではありません。その利用範囲は多岐にわたり、骨へのがん転移で生じる痛みを取り除いたり、脊髄という太い神経をがんが圧迫することによって生じる手足のまひを予防する目的などにも使用されています。欧米においては、がん患者さんの５～６割の方が放射線治療を利用していますが、日本国内での利用は３割程度に留まっており、本来であれば放射線治療が向いているようなケースにも、積極的に利用されていない場合がありそうです。

放射線を照射するとがん細胞はダメージを受けますが、がんの周りにある正常な細胞にも放射線が当たり、ダメージを受けてしまいます。ダメージを受ける範囲が狭ければほとんど問題となりませんが、広くダメージを受けた場合には、体

図表1　主ながん治療の種類

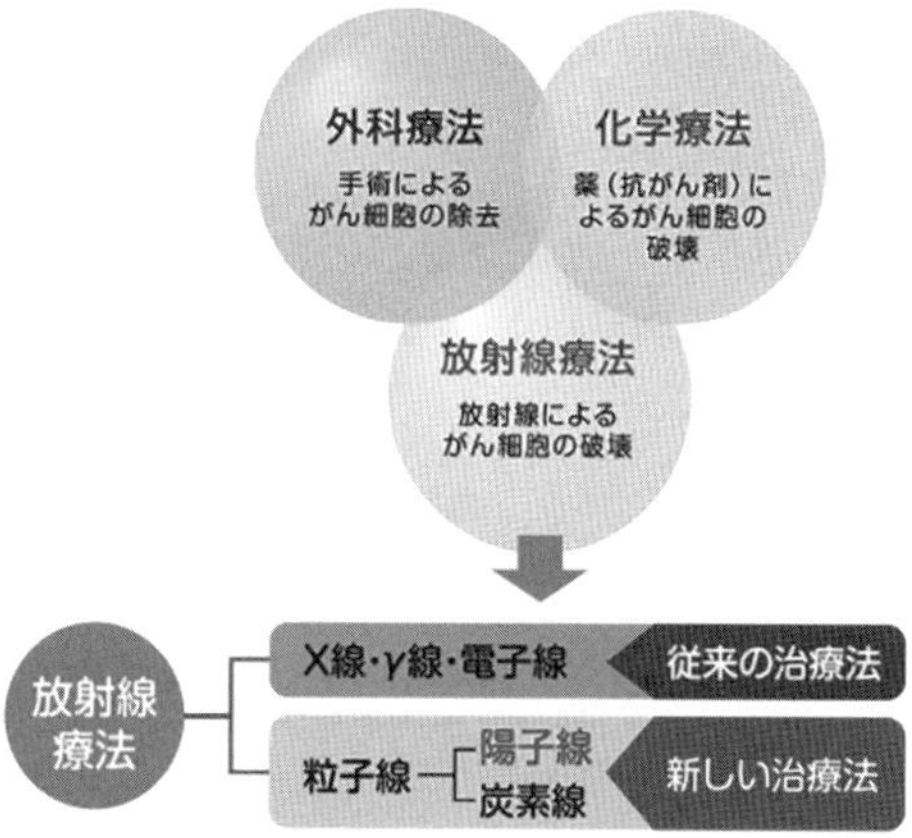

にとって不利益な反応が生じることがあります。このような症状を、一般的には「副作用」と呼んでいます。

放射線治療の一部の副作用は治りにくいこともあり、できる限り正常な細胞に放射線が当たることを避け、副作用の発生を減らすことが大切です。現在、放射線治療の多くは「X線」と呼ばれる光線を用いて行っています。強いX線はがん細胞を殺す力がとても強く、近年は正確に病変に照射する技術が急速に進んで、副作用を減らしながらがんを治す確率がとても高くなってきています。よって、世界中でさまざまながんに利用されています。

陽子線治療について

では陽子線治療はどのような治療で、X線治療とはどのように違うのでしょうか。陽子線治療は、X線と同じく放射線治療の一種で、がん細胞を死滅させる力はX線とよく似ていることがわかっています。

陽子線の最大の特徴は、病変のある深さで陽子線を止められることです。X線は病変の後ろまで通り抜けますが、陽子線はがんのところで止まりますので、それより深い部分にある正常な細胞には非常に少ない量しか当たりません（図表2）。そのため、X線よりも副作用を減らすことができる場合が多いと考えられています。

日本国内においても、2021年5月現在、陽子線治療のできる18施設

図表2　X線治療と陽子線治療の特徴

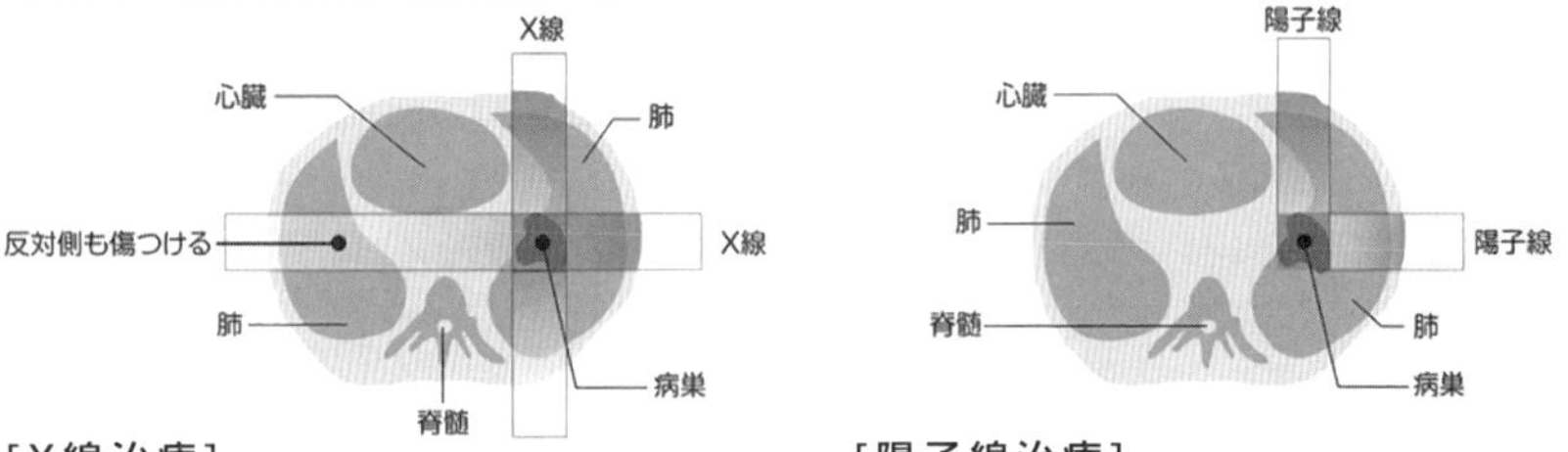

[X線治療]

X線は、体の表面に近いところで放射線が強く、体の奥に向かうにつれて弱くなりながら、病巣の後ろも止まらずに突き抜けていきます

[陽子線治療]

陽子線は、ある深さにおいて、放射線量がピークになる特性を持っており、病巣の後ろで止まります。このピークの深さを病巣に合わせることで、放射線を病巣に集中することができ、正常組織への影響を低く抑えることが可能です

が稼働しており、今後もさらに増える見込みで、日本全国どこに住んでいても陽子線治療が受けられる環境が整いつつあります。名古屋陽子線治療センターは、2013年2月に日本で8番目の施設として治療を開始し、21年5月までに4千人を超える方が陽子線治療を利用されています。

陽子線治療の1回にかかる時間は15～30分で、治療回数はがんの種類によって異なりますが、通常10～35回の範囲内です。ほとんどの方は通院で治療できますが、食道がんや肺がんでリンパ節に転移のある方などで化学療法の併用が必要な場合は、化学療法を行っている期間中に入院が必要となる場合もあります。

治療開始までに、通常2～3週間の準備が必要です。前立腺や肝臓、肺などに病変がある場合には、正確な位置に陽子線を当てるため、純金製の目印（「金マーカー」といいます）を体内に入れます。体の表面から針を刺す場合と、内視鏡を使って病変の近くに入れる場合があります。

前立腺がんではさらに、直腸の副作用を減らすため、前立腺と直腸の間に隙間をつくることを目的とした材料（「スペーサー」といいます）を入れます。また、鼻やのどの病気の場合には、虫歯の治療などに使った金属の歯の詰め物などを取り除く必要があります。これらの処置が終わった後、陽子線を当てる間に体が動かないよう体を固定するプラスチック製の固定具を作り、固定具をつけた状態でCTを撮影して、準備は完了となります（写真1）。

写真1　陽子線治療の様子

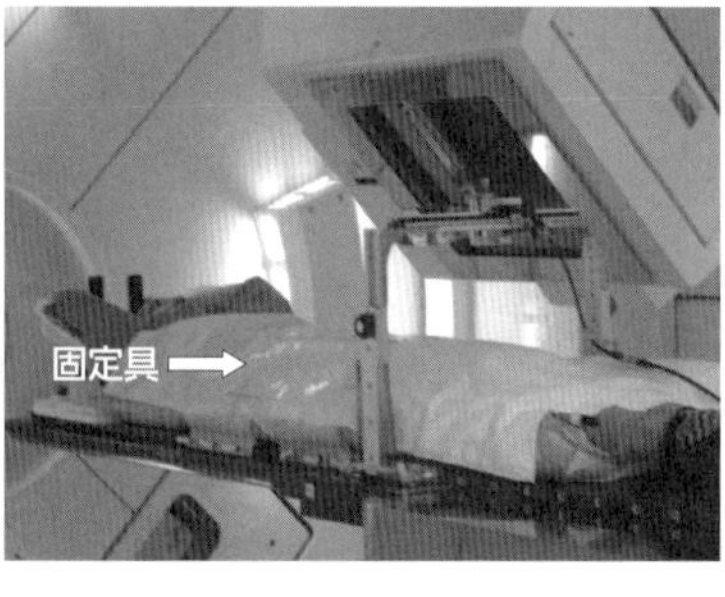

治療中の生活は？

抗がん剤治療などを同時に行わない、外来での陽子線治療のみの場合なら、仕事をしながら治療を受けられる場合があります。陽子線治療中に起こる正常組織の変化は、多くの場合、軽微です。職場との時間調整は必要になりますが、たとえば午前中に仕事をして、午後に治療を受ける、というような生活ができるケースもあります。

治療期間中は、唐辛子のような刺激物を食べたり、お酒を飲むことは控えましょう。刺激物やアルコールは、陽子線によって生じる炎症性変化を強くしてしまうことがあるためです。また、お風呂に入って清潔を保つことは重要ですが、陽子線治療後2～3カ月の間は、温泉や熱いお風呂も皮膚の刺激になりますので控えましょう。治療期間中に軽めの運動などを行うことは問題ありませんが、無理をせず、疲れたら体を休めることが重要です。皮膚などにかゆみがある場合も、かいてしまうと傷の治りが悪くなりますので、医師や看護師にいつでも相談してください。

前立腺がんの陽子線治療

これまで当センターにおいて治療を受けた方の、割合を見てみましょう。最も多いのが前立腺がんで、肝臓がん、肺がんがそれに次いで多く、頭頸《とうけい》部腫瘍（のどや鼻などのがん）、小児腫瘍、骨軟部腫瘍（骨や筋肉のがん）、膵臓《すいぞう》がん、食道がんなどそのほかの部位のがんも含め、さまざまな場所に発生したがんの治療を行っています（図表3）。

最も多くの方が陽子線治療を受けている前立腺がんは、男性の骨盤内にある膀《ぼう》胱《こう》と直腸にはさまれた体の深いところで精液の一部をつくっている「前立腺」にできるがんで、近年の食生活の欧米化に伴い、急速に日本国内において増加しています。検診などで「ＰＳＡ」と呼ばれる腫瘍マーカーの上昇が検出されるのをきっかけに見つかることが多く、針を刺して組織の一部をとって調べる「生検」で、診断が確定します。前立腺がんは、病気の状態に応じてホルモン治療を組み合わせることも多く、治療前の正確な診断が重要です。

当院では、前立腺がんの場合、開院当初は39回での治療を約2カ月間通院いただいて行っていました。その後、1度に照射する量を増やすことで、回数を21回に減らし、1カ月間で終了する方法を開始しました。その結果、治療期間が約1カ月短縮できたのにも関わらず、従来の39回での治療法と変わらない、良好な成績が得られることがわかりましたので、現在はさらに回数を減らし、1週間に4回の治療を3週間行う、12回照射法を開始しています。

治療中におしっこの回数が増えたり、勢いが落ちる症状が出る場合がありますが、治療終了後しばらく時間が経てば、徐々に元の状態に戻っていきます（内服薬を使用することもあります）。これまで、前立腺のすぐ後ろにある直腸から排

図表3　名古屋陽子線治療センターの病種割合

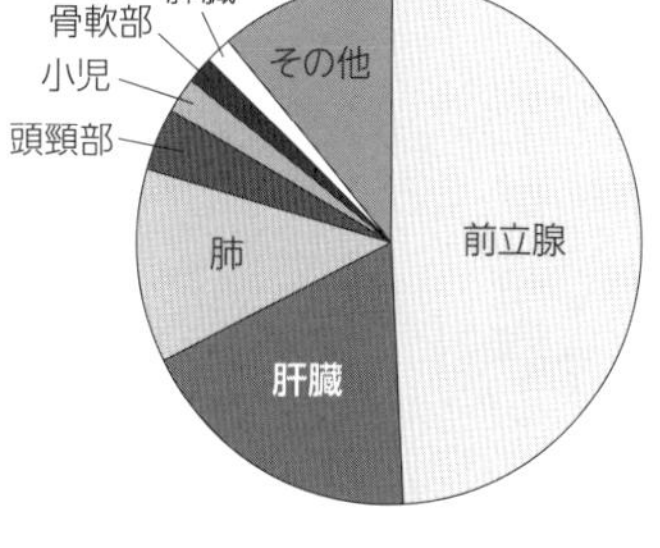

便時に出血が起こる副作用が問題になることもありましたが、現在は前立腺と直腸の間にスペーサー（写真2）を注入することで、直腸にあたる陽子線の量を減らせるようになり、直腸出血はほとんど起こらなくなりました。

肝臓がんの陽子線治療

肝臓は右肺のすぐ下にある大きな臓器で、〝体の化学工場〟と呼ばれることもあるくらい、人体にとって重要なさまざまな働きをしています。B型やC形肝炎ウイルスやアルコールによる肝障害などで、肝臓が硬くなる肝硬変になると、肝臓がんが発生しやすい状況となります。最近は、脂肪肝による肝障害からの肝臓がんの発生も、注目を集めています。

現在行われている肝臓がんの主な治療は、

・手術
・病変に針を刺して、ラジオ波という電磁波でがんを焼く方法
・カテーテルという細い管を病気の近くまで進めて、血管を詰め、がんを兵糧攻《ひょうろうぜ》めにする治療法

などです。

肝臓には、陽子線治療も非常に有効性が高く、肝臓の働きを保ちながら治療を行うことができます。陽子線が当たった部分の病変が治る確率は、大きな病変も含めて90％前後と高い数字になっています。手術が困難な高齢者に対しても、通院で根

写真2　スペーサー

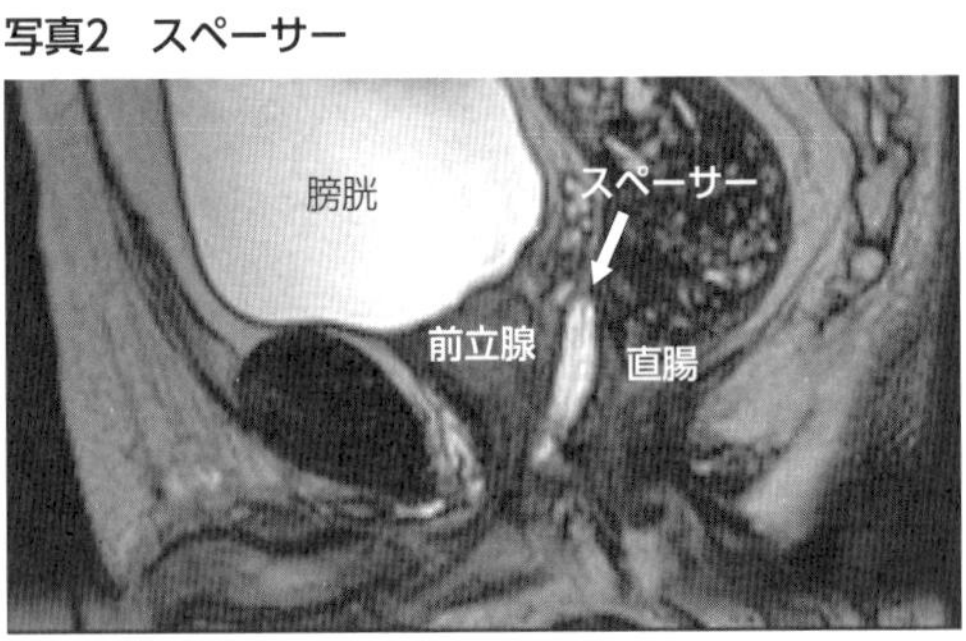

治的な治療を施すことができ、生活の質を落とさない方法として注目されています。

肺がんの陽子線治療

肺がんは日本国内で増加傾向にあります。肺がんのうち、左右の肺の間にある「縦郭《じゅうかく》」といわれる部分にリンパ節転移のあるものを「局所進行肺がん」といいます。一般的には、化学療法とX線治療を組み合わせた方法で治療し、治療成績は近年向上しています。

リンパ節転移の範囲が広い場合は、X線が正常な肺に当たる範囲も広くなり、副作用が強く出るため、化学療法のみの治療となる場合もあります。このような場合でも、陽子線治療であれば、肺に当たる放射線の量を減らすことが可能となることがあります。

当院でも呼吸器内科との共同研究で、化学療法を併用した陽子線治療を行ってきましたが、リンパ節転移の範囲が広くてX線治療が困難と判断される患者さんにも、陽子線治療ならできることが多く、従来のX線を用いる方法より治る確率が高くなることもわかってきました。

陽子線治療の今後

陽子線治療は世界的にみても、施設数が増加傾向にあります。新しい照射方法も考案されており、日進月歩の進歩を遂げています。世界中の施設から、研究論文の発表も増えてきました。X線治療に比べて、有用性が高い領域も明らかになってきています。

21年5月現在、小児腫瘍、一部の頭頸部腫瘍（のどや鼻などのがん）、骨軟部腫瘍（骨や筋肉のがん）、前立腺がんの陽子線治療は保険適用になっていますが、それ以外の腫瘍は先進医療という枠組みでの診療となっています。先進医療の対象となるがんの場合、当院においては治療の回数にかかわらず陽子線治療料が２８８万３千円必要で、全額自己負担となります。陽子線治療の装置（写真３）は従来のX線治療の装置よりもとても大きく、製造やメンテナンスにかかる費用が高額で、治療料も高額となってしまいます。それ以外の併用する化学療法の料金や、入院費などには、健康保険を使用することができます。また、多くの保険会社から発売されている先進医療特約に加入されている場合には、その利用が可能です。

18年4月に前立腺がんなどに保険適用がなされてから、陽子線治療を希望される方が増えました。多くの方々が陽子線治療に対する期待をお持ちであるとともに、保険診療になることを望んでいることを強く感じています。健康保険の適応拡大に向けて、わたしたちは全国の陽子線治療施設とともにデータ集積や解析を行い、国に働きかけを行っています。そして、より多くの方々に安心して選択していただける安全な医療環境の提供に取り組んでいきたいと、考えています。

写真3　陽子線治療の装置

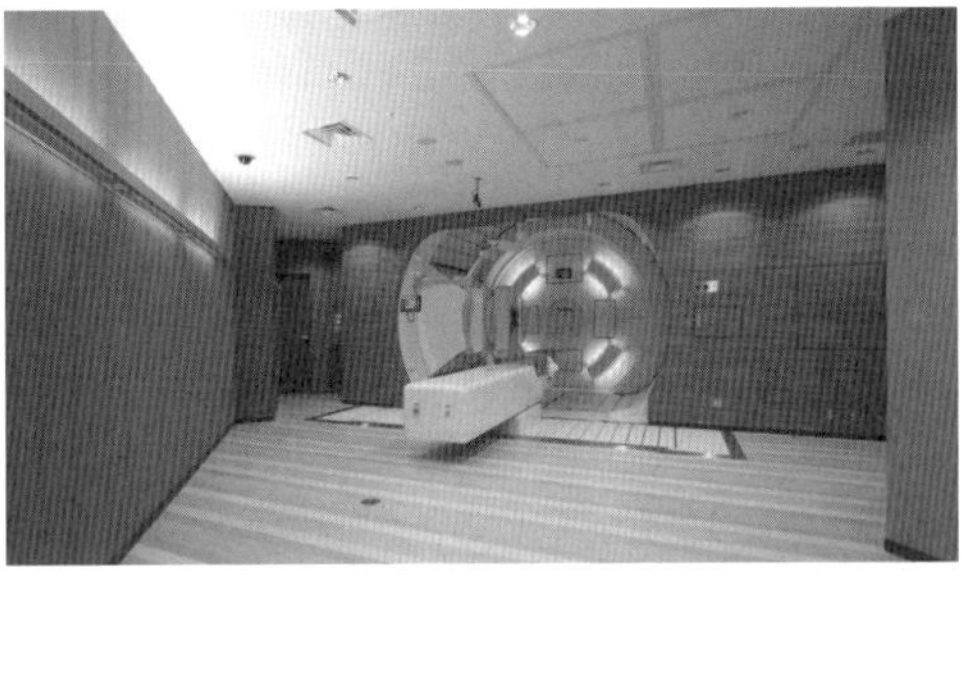

コラム
Column
1

名古屋市立大学医学部附属
西部医療センターのご紹介

〒462-8508 名古屋市北区平手町1丁目1-1
電話●052-991-8121（代表）　受付時間●平日午前8:45～11:30

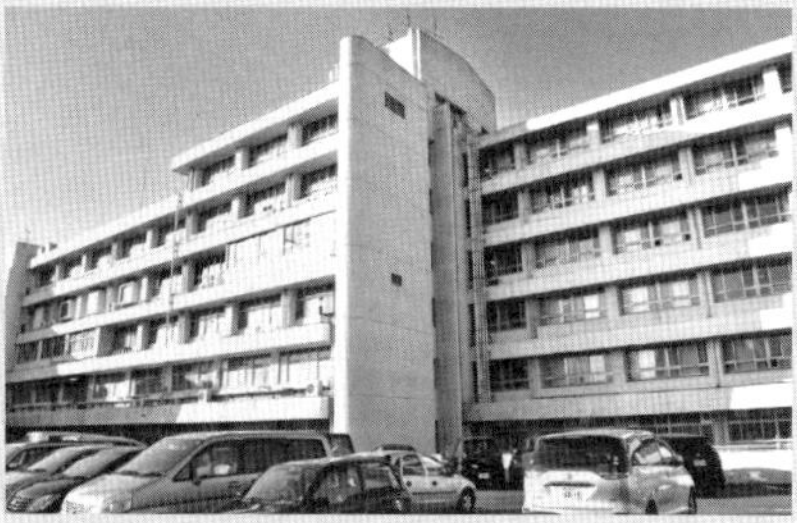
城北病院だった頃の写真

西部医療センターは、1941年に名古屋市北区田端町にできた病床数30の小児科・産婦人科「名古屋市立城北病院」から始まりました。城北病院は戦火により焼失しましたが、その２カ月後には西区の葵記念会館で診療を再開しています。３年後、もとの場所に木造瓦葺きの２階建ての病院を再建しました。このとき、内科、外科、眼科、耳鼻咽喉科を標榜していますが、総合病院と承認されたのは、1970年に北区金田町に移転し、病床数を220としてからでした。

発祥が小児科・産婦人科であったことから、主軸として力を入れてきたのはやはり小児・周産期医療で、1981年には未熟児病棟ができました。1998年に地域周産期母子医療センターの認定を受け、2008年にはユニセフとWHOから母乳育児の支援をする「赤ちゃんにやさしい病院」の認定を受けています。

現在の北区平手町に移転し、「名古屋市立西部医療センター」に改称されたのは、2011年のこと。名市大の附属病院となった現在は、500の病床と33の診療科があります。2013年に名古屋陽子線治療センターが併設され、東海３県初の陽子線がん治療施設となり、後に地域がん診療連携拠点病院、がんゲノム医療連携病院の指定も受け、「痛みがなく、からだにやさしい」先進医療のがん治療を受けられる施設となるよう努めています。

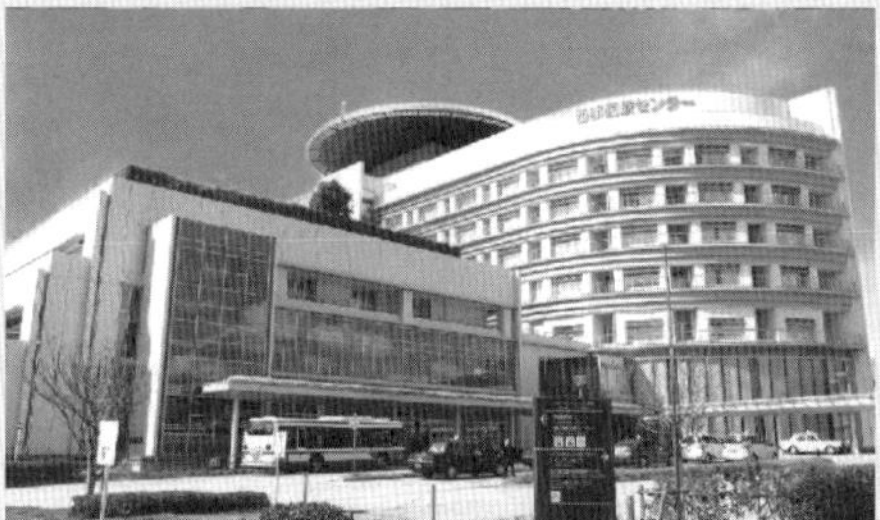
現在の西部医療センター

脂肪肝は怖い？
～肝炎や肝がんの発症を予防する

医学研究科実験病態病理学　准教授　内木　綾

近年、生活習慣や食事の変化により増加している日本人の肥満。肥満は「生活習慣病」と呼ばれるさまざまな病気を全身に引き起こしますが、同時に発症した「脂肪肝」が、肝炎やがんに発展し命を脅かすこともあります。脂肪肝について解説し、肝臓病の予防方法をご紹介します。

肝臓の働き＝栄養素の代謝と貯蓄の場

肝臓は、人間の中で最も大きな臓器です。成人の肝臓の重さは1000～1500gで、体重の約1／50を占めています。肝臓には多くの機能がありますが、中でも重要なのが〝栄養素の代謝〟です。

人間は、食べ物をそっくりそのまま栄養として利用することはできません。糖質、タンパク質、脂質などの栄養素に分解（代謝）してから、吸収しています。胃や腸で分解・吸収された糖や脂質は肝臓に蓄えられ、エネルギーが必要なとき

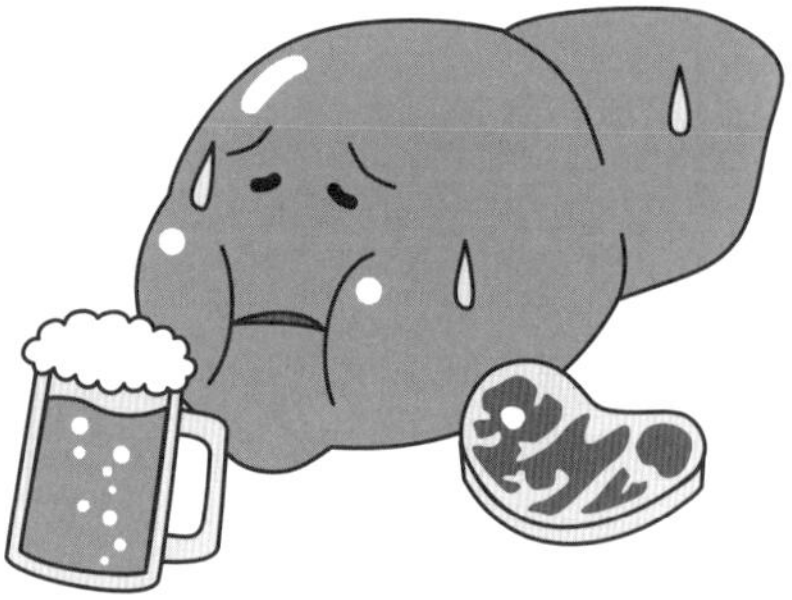

に体内に送り出されます。

肝臓は、血液中のタンパク質の半分以上を占めるアルブミンのほか、凝固因子や酵素などのタンパク質をアミノ酸からつくり出しています。また、薬剤、アルコールや有毒な代謝物などを毒性の弱い物質に変え、尿や胆汁中に排せつする解毒作用も持っています。

肝臓では、1日に約700㎖の「胆汁」が分泌されています。胆汁は脂肪の消化や吸収に必要で、肝臓でつくられた胆汁は胆道を通り、「胆嚢《たんのう》」と呼ばれるふくろ状の臓器に貯蓄されます。摂取した食べ物が十二指腸に届くと、胆嚢から十二指腸に胆汁が注がれ、脂質を消化し、腸からの脂質の吸収を助けます（図表1）。

脂質が肝臓に溜まるとどうなるか？

肝臓は栄養素を代謝し、必要に応じて肝臓に蓄えたり、エネルギーとして放出したりする機能を持っています。なんらかの原因で全身の代謝のバランスが崩れ、できた余分な代謝物は、肝臓に運ばれ徐々に蓄積します。

余分な代謝物は肝細胞に蓄えられますが、溜まりすぎると肝細胞に傷がつき、肝臓の機能が低下する原因となります。肝機能が低下することにより、物質の合成、代謝や消化に関する機能が損なわれると、全身の代謝状態がさらに悪化する、という悪循環が起こります。肝臓にはさまざまな物質が沈着する可能性がありますが、その中でも頻度が高くよく知られているのが脂質です。

図表1 肝臓の働き

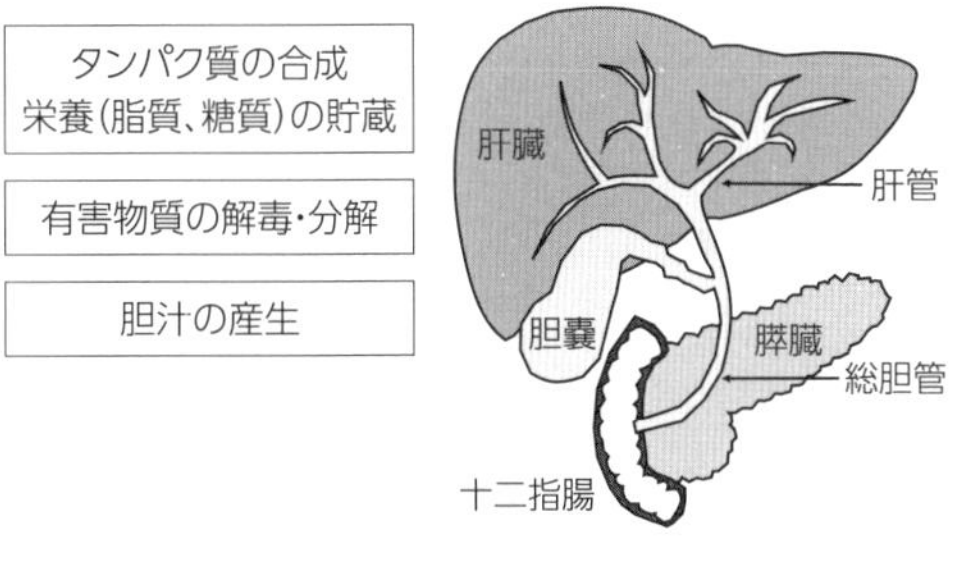

健康な人の肝臓には、総重量の数％程度の脂質がエネルギー源として蓄えられています。しかし、体内でつくられるエネルギーが消費される量を上回ると、余分なエネルギーは中性脂肪やグリコーゲンにつくりかえられ、体に蓄えられます。中性脂肪は皮下や内臓の脂肪組織に蓄えられるほか、肝細胞にも溜まります。肝臓の脂質の含有率が30％を超えた状態を「脂肪肝」と呼びます（図表2）。

脂肪肝の原因は何か

脂肪肝とは、どのような状態でしょうか。近年の日本では、ライフスタイルや食生活の変化により、生活習慣病が増加しています。偏った食事、食べ過ぎ、運動不足、喫煙やストレスなどの不健康な生活習慣から、高血圧、動脈硬化、糖尿病や高脂血症などが引き起こされます。これらの生活習慣病はいずれも体に悪影響をおよぼし、健康を損なう危険性があります。

生活習慣病が発症する主な原因は、肥満です。皮下脂肪が増えるだけでなく、内臓の周りにも脂肪が過剰に溜まります。これは「内臓脂肪型肥満」と呼ばれ、高血圧、糖尿病や高脂血症などの生活習慣病が重なり合って起きることが多く、生命を脅かす危険性がますます高くなります。

このように、内臓脂肪の増加により生活習慣病がいくつも同時に起こる病態を「メタボリックシンドローム」[※1]と呼びます（図表3）。内臓脂肪が溜まると、血液中への遊離脂肪酸の分泌が増加するため、肝細胞にも脂肪が溜まり、脂肪肝になり

図表2　脂肪肝の組織像

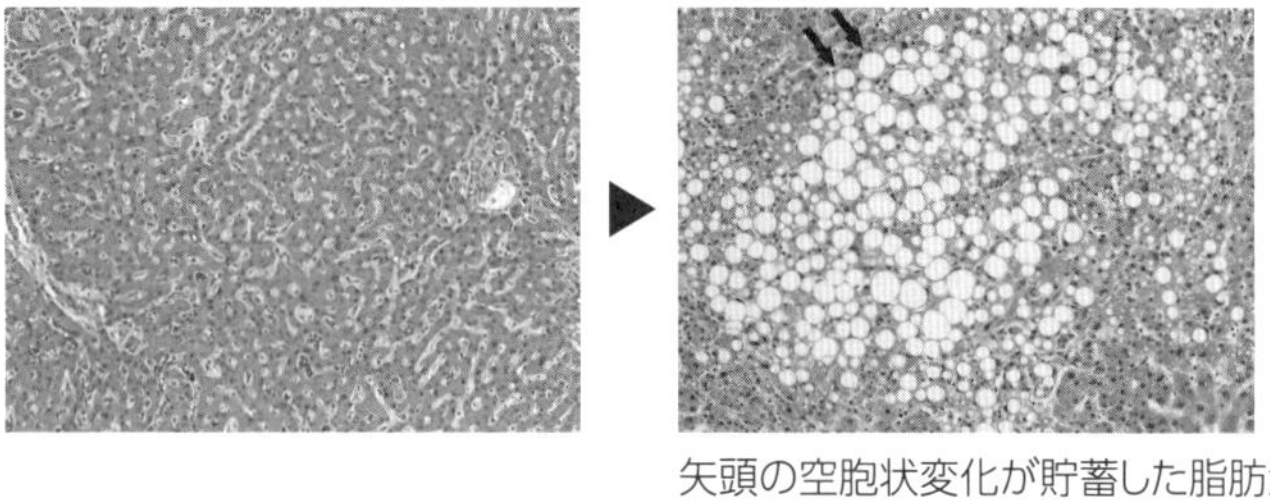

正常な肝臓の組織　▶　脂肪が沈着した肝臓の組織

矢頭の空胞状変化が貯蓄した脂肪滴

※1　メタボリックシンドローム
内臓に脂肪が蓄積する内臓脂肪型肥満により、脂質代謝異常、高血糖や高血圧が組み合わさって起こる状態をいう。

ます。つまり、脂肪肝は肝臓でみられるメタボリックシンドロームの症状のひとつです。

お酒の飲み過ぎや一種の薬も脂肪肝の原因になり得ます。これは、アルコールなどが肝臓で分解されるとき、中性脂肪が合成されやすくなるからです。

肥満と非アルコール性脂肪性肝疾患

「非アルコール性脂肪肝疾患（NAFLD）※2」と呼ばれる、最近注目されている病気をご存じでしょうか。ひと昔前までは、肝臓に脂肪が溜まっても肝炎や肝硬変などの病気に進行することはない、と認識されていました。しかし最近では、肝臓に脂肪が沈着しているのに加え、炎症が起こったり、炎症の持続により線維組織が増加して、将来的に肝硬変を発症する症例が含まれていることがわかってきました。このような肝機能の異常を来たす病気としてよく知られているのは、B型肝炎やC型肝炎を代表とするウイルス性肝炎や、お酒の飲み過ぎが原因のアルコール性肝障害です。

しかし、飲酒歴がないのにもかかわらず、アルコール性肝障害と似たような肝臓への脂肪の沈着や肝障害を起こす病気があり、それらを総称してNAFLDと呼んでいます。NAFLDには、脂肪沈着のみを認め

※2 nonalcoholic fatty liver disease の略

図表3 メタボリックシンドロームの診断基準

❶必須項目

■内臓脂肪蓄積

腹囲（ウエスト周囲径）
- 男性　85cm以上
- 女性　90cm以上

内臓脂肪面積100cm²以上

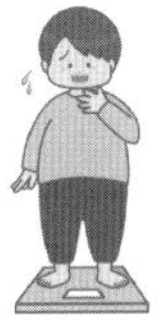

❷以下のうち2項目以上あてはまる

■高脂血症
- 中性脂肪　150mg/dl以上
- HDLコレステロール　40mg/dl未満

かつ／または

■高血圧
- 収縮期血圧　130mmHg以上
- 拡張期血圧　85mmHg以上

かつ／または

■糖尿病
- 空腹時血糖　110mg/dl以上
- HDLコレステロール　40mg/dl未満

かつ／または

る「単純型脂肪肝」と、肝細胞の壊死や炎症がみられる「非アルコール性脂肪肝炎（NASH[※3]）」があります。

2010年の調査では、健康診断を受ける日本人成人の約30％にNAFLDがみられ、01年の調査時には18％だったのと比較して急増しています。NAFLDからNASHに進行する割合は、10％程度といわれています。

一方、19年の調査では、全人口に対する肥満者（BMI[※4]が25以上）の割合は、男性が33％、女性は22・3％であり、13年時の調査（男性28・6％、女性20・3％）から、特に男性で有意に増加しています（図表4）。このことから、肥満はNAFLDの発生に密接に関係し、肥満の増加により、日本におけるNAFLDの発生が増えていることがわかります。

NAFLDが発症する仕組み　インスリン抵抗性[※5]の関わり

このように、肥満はNAFLDの主な原因です。肥満の状態では、内臓脂肪から余分な脂肪が「遊離脂肪酸」として放出されます。遊離脂肪酸は、「門脈」という血管を通って肝臓に到達し、蓄積され、直接的な脂肪肝の原因になります。内臓脂肪はさらに、間接的にも脂肪肝の促進に関わっています。内臓脂肪は最大の内分泌臓器といわれていて、さまざまな働きを持つ生理活性物質「アディポサイトカイン[※6]」がつくられ分泌されており、体の機能を調節するのに重要な働

※3　NASH
nonalcoholic steatohepatitisの略。

※4　体格指数BMI (Body Mass Index)
[kg／㎡]。体重[kg]／(身長[m])2の計算式で求められる、どれくらい痩せているか、太っているかを示す指数。国際的な基準では、25kg／㎡以上が過体重、30kg／㎡以上が肥満とされているが、日本では25kg／㎡以上を肥満としている。

図表4 成人の肥満人口(BMI≧25)の割合の推移

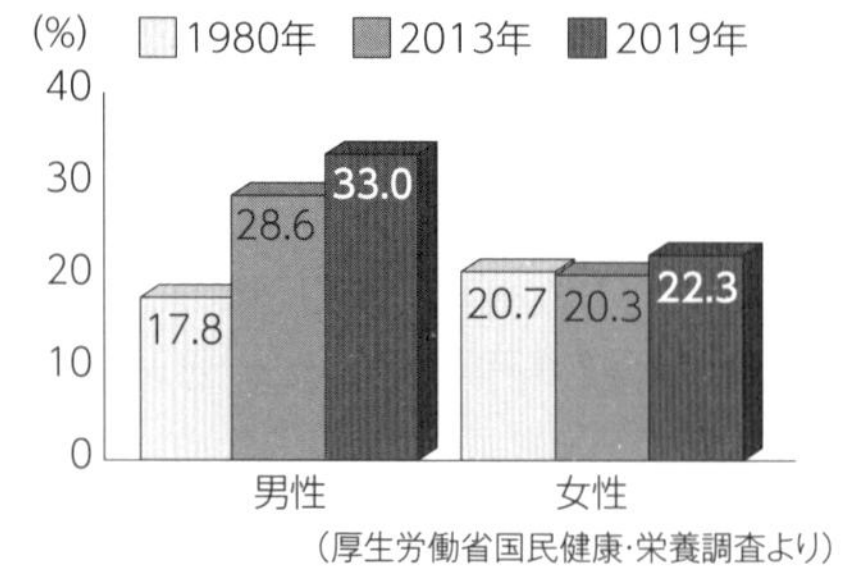

（厚生労働省国民健康・栄養調査より）

きをしています。アディポサイトカインには、からだに悪影響をおよぼす悪玉物質と、それを予防する善玉物質があります。悪玉物質にはインスリン抵抗性を引き起こす「TNF‐α」や「レジスチン」、血栓をできやすくする「PAI‐I」などが、善玉にはインスリン抵抗性を改善し、動脈硬化を予防する「アディポネクチン」が知られています。

内臓肥満では、善玉のアディポネクチンの分泌量が減り、悪玉であるTNF‐αの分泌量が増えるため、インスリン抵抗性が起こります。インスリンは血糖値を下げるだけでなく、脂肪の合成や分解にも関わるため、インスリン抵抗性の状態では脂肪組織からの脂肪分解や、肝臓での脂質合成が促進され、肝臓への脂肪蓄積がさらに進行します。ここまでが単純性脂肪肝です。

さらにアディポサイトカインの分泌異常やインスリン抵抗性の状態が続くと、過剰な活性酸素種がつくられ、酸化ストレス[※7]が発生します。酸化ストレスにより、肝臓の炎症や肝細胞の障害が起こるとNASHに進行します（図表5）。

NAFLDは進行すると肝硬変や肝がんのリスクに

NASHの状態になると、ほかの慢性肝炎と同様に、肝臓の線維化の進行による肝硬変やがん化が起こる危険性があります。慢性的な炎症や肝細胞の障害が長期にわたってくり返されると、酸化ストレスや炎症が増大し、「肝星細胞」が活

※5　インスリン抵抗性
膵臓から分泌され、血糖値を下げるホルモンであるインスリンの感受性が低下し、インスリンが効きにくい状態をいう。

※6　アディポサイトカイン
脂肪細胞から産生・分泌される、さまざまな生理活性物質を指す。悪玉物質と善玉物質があり、悪玉には血栓をつくりやすくするPAI‐1、インスリン抵抗性をおこすTNF‐α、レジスチン、血圧を上げるアンジオテンシノーゲンなどがある。善玉にはインスリン抵抗性や動脈硬化を抑えるアディポネクチンがある。内臓脂肪が増えると、アディポサイトカインの分泌異常が起きる。

※7　酸化ストレス
活性酸素種などの過酸化物質による酸化損傷力に対して、それを防ぐ抗酸化システム（による処理）が追い付かず、バランスが崩れた状態を指す。酸化ストレスにより遺伝子やたんぱく質が損傷され、がんなどの病気や老化を引き起こす。

性化されます（図表6）。
肝星細胞は「類洞《るいどう》」と呼ばれる毛細血管に存在し、ビタミンAの貯蔵やコラーゲンの産生をする働きを持っています。活性化された肝星細胞は、ビタミンAを放出しコラーゲンを過剰につくるため、肝臓内の線維が増加します。

このようなNAFLD／NASHにおける肝線維化の進行には、インスリン抵抗性やアディポサイトカインなどが関わっていることが、患者さんのデータを研究した結果からわかってきています。インスリン抵抗性により引き起こされる糖尿病をわずらっていると、NAFLD／NASHから線維化が起こるリスクが約2・5倍になると報告されています。

もともとはやわらかい肝臓は、線維の増加によって硬く小さくなり（線維化）、肝硬変の状態になります。基本的には、肝硬変まで進行すると、もとの状態には戻りません。肝臓の機能は大きく損なわれ、健康状態に多大な影響を及ぼします。

肝臓の機能が悪くなると、間接的にほかの臓器にも影響が及び、腹水、消化管からの出血や、血が止まりにくいといった症状も起こります。NAFLDの患者さんは、普通の人と比べて肝臓に関連する死亡率が高いだけでなく、心筋梗塞や脳卒中な

図表5 肥満と非アルコール性脂肪肝疾患（NAFLD）の関係

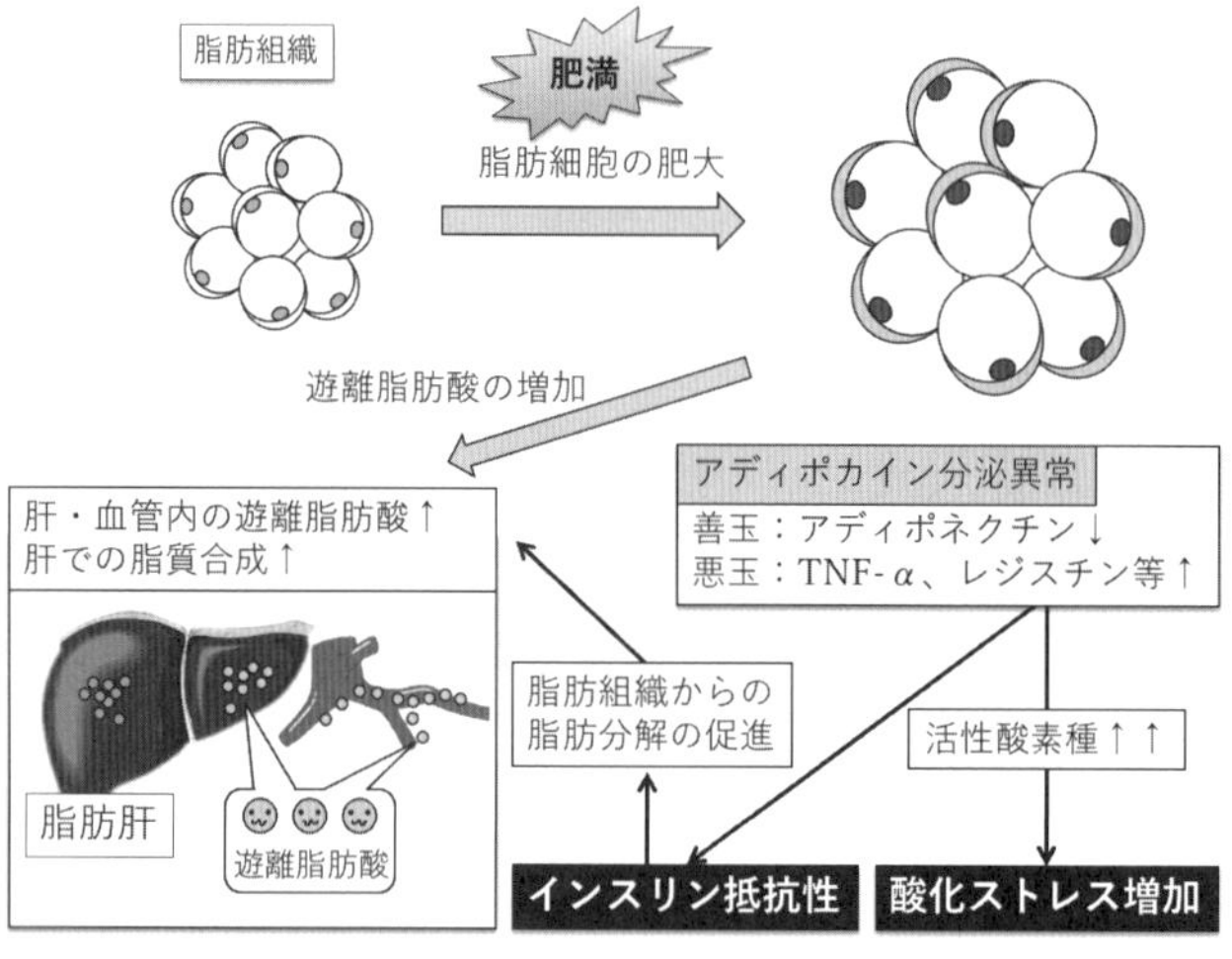

どの心血管疾患が起こるリスクも高まります。そのため、健常人と比較して死亡率が高く、NASHあるいは肝線維化が進行するほど死亡率が高くなることがわかっています。さらに肝がんの多くは肝硬変から起こることから、肝硬変にならないことがまず重要です。

慢性肝炎や、それに続く肝硬変の原因として最も多いのは、B型肝炎やC型肝炎ウイルスの感染によるウイルス性肝炎で、慢性肝炎の約7割程度を占めています。それ以外では、アルコールの過剰摂取やNASHが多くみられます。

B型肝炎、C型肝炎ウイルス感染に対する治療は、体からウイルスを排除することです。現在は副作用が少なく有効な治療法が開発されてきており、ウイルス性肝炎は将来的に減ってくると考えられています。そのようなことから、NAFLDから肝炎や肝硬変に進行するのを防ぐことが、今後より重要な課題になっていくと思われます。

NAFLDを予防するためにできること

NAFLDの予後には、線維化の程度が関わります。段階的

図表6 NAFLDと線維化・がん化の関係

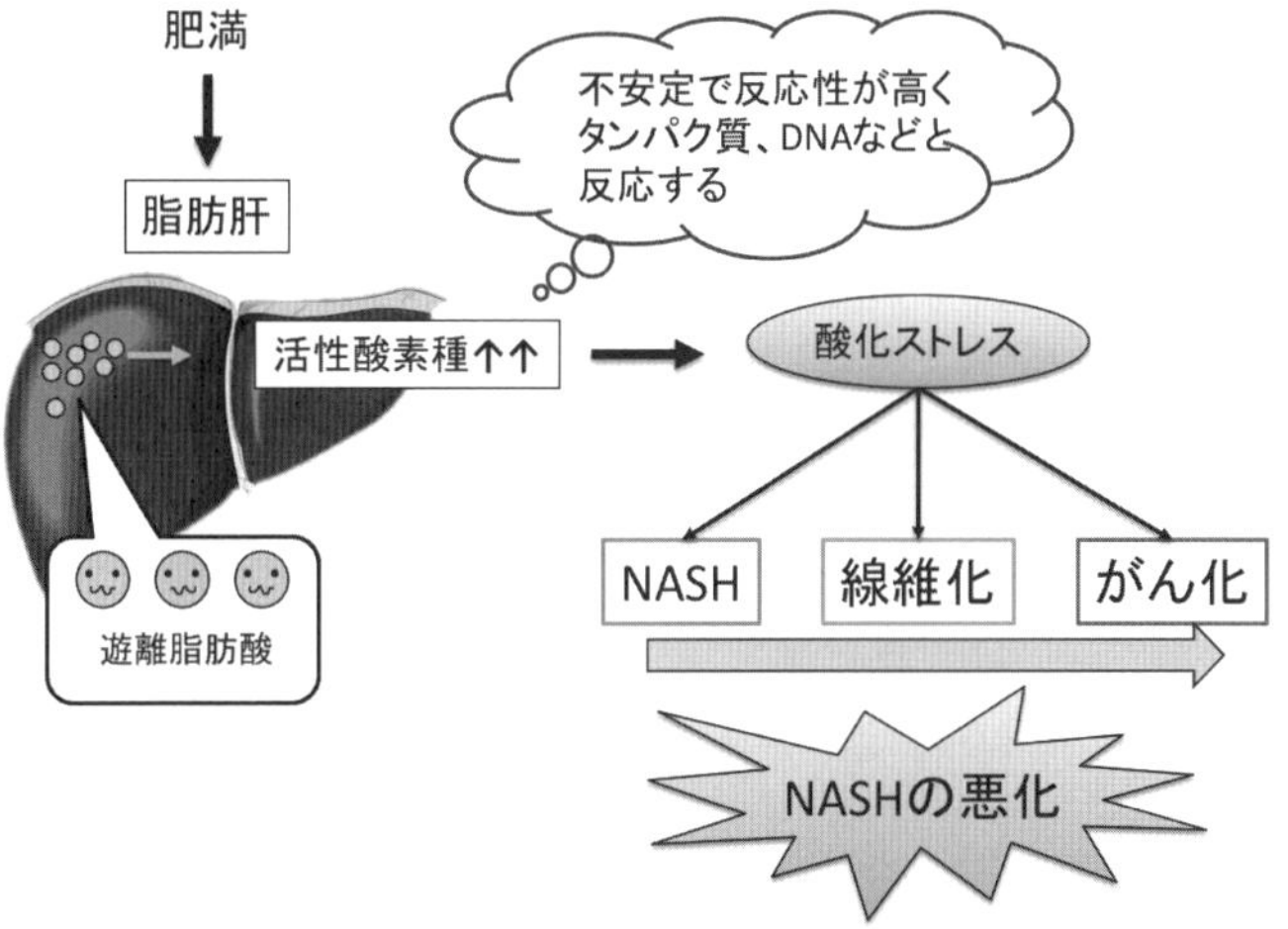

に進行し、線維化はＮＡＳＨが発症して炎症が持続することにより起こるため、炎症がないか弱いかの早い段階で、病期の進行を食い止めることが重要です。

まずは肥満の根本的な原因となっている、食事や運動といった生活習慣の部分を見直すことが大切です。最も効果的なのは、カロリー摂取量を適切に制限すること。脂質だけでなく、炭水化物の摂りすぎも脂肪肝を悪化させます。それらの摂取を減らせば、体重、内臓脂肪と肝臓内脂肪を減少させる効果が期待できます。一方、運動を増やすと肝臓の脂肪量が減少する効果があるようで、食事と運動の両方の習慣を改善することにより効果が期待されます。


カロリーを制御すること以外には、どんな予防法があるでしょうか。ＮＡＦＬＤがＮＡＳＨに進行し、線維化を発症する際には、体内で過剰に産生された活性酸素が重要な働きをします。従って、酸化ストレスを取り除く役割のある抗酸化物質には、ＮＡＦＬＤ／ＮＡＳＨの進行を遅くし、改善する効果が期待されます。

たとえば、現在ＮＡＦＬＤ／ＮＡＳＨの患者さんに使用している薬に、抗酸化作用をもつビタミンＥがあります。ビタミンＥは、活性酸素を捉えて脂質やタンパク質の酸化を抑える脂溶性ビタミンです。現在のところ、ＮＡＦＬＤ／ＮＡＳＨに対する保険適用はありませんが、ビタミンＥを摂取することにより、肝臓の脂肪化や血液でみられる肝障害の指標が改善することがわかっています。ビタミンＥは、アーモンド、ピーナッツなどのナッツ類、ひまわり油、ベニバナ油などの植物性油、ほうれん草、ブロッコリーなどの緑黄色野菜などの食品に多く含ま

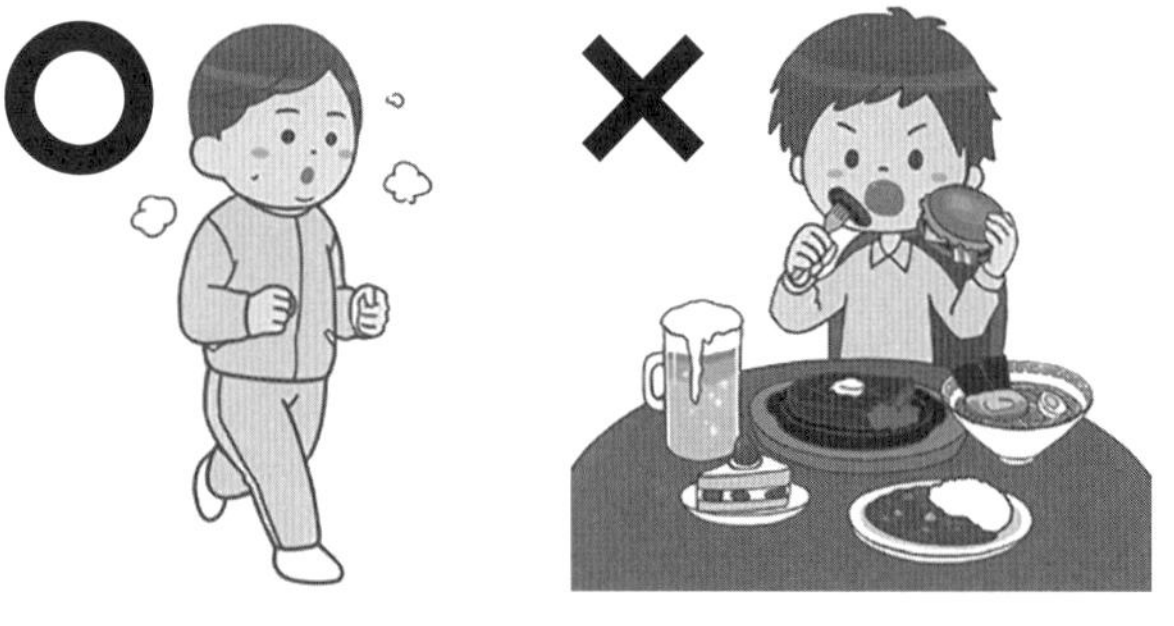

れており、積極的に摂取することにより、予防効果が期待されます。

ビタミンAやビタミンCにも抗酸化作用があり、ビタミンEとともにビタミンACE（エース）と呼ばれています。そのほかに、フラボノイド（ケルセチン、ルテオリン、イソフラボン）、カテキン、アントシアニンなど抗酸化作用をもつポリフェノールも食品から摂取できます（図表7）。

名古屋市立大学では、NASHの予防に役立つ物質の研究を進めており、実験レベルで効果が確認できるものも見つかってきています。この研究をもとに創薬がなされ、NASHの治療薬が一般化されれば、近い将来に保険適用の実現が期待できます。

図表7　NAFLD/NASHを予防するためにできること

生活習慣を改善する	●食事の工夫 ✓食べ過ぎ、飲み過ぎを避ける。 ・エネルギー摂取量25～35kcal/kg/日 ・バランスのよい食事 ✓脂質割合を20%以下に抑える。 動物性油脂を避ける。 ・糖質の取りすぎに注意する。 ✓抗酸化作用をもつ食品を多めに摂取する。 ・ビタミン(A, C, E) ・ポリフェノール (フラボノイド、カテキン、アントシアニン)	●運動療法 ✓有酸素運動を毎日20分以上 ✓少し汗ばむ程度で、長い時間続けられる運動 ✓ウォーキング(早歩き)やスイミングがおすすめ

膵《すい》がんの診断法

名古屋市立大学医学部　臨床教授／蒲郡市民病院　病院長
中村　誠

膵がんの5年生存率は7％で、非常に予後の悪いがんとして知られています。主な原因は早期診断の難しさですが、近年、画像診断や内視鏡の進歩により、診断能力が向上してきています。最新の、適切な膵がんの診断法を紹介します。

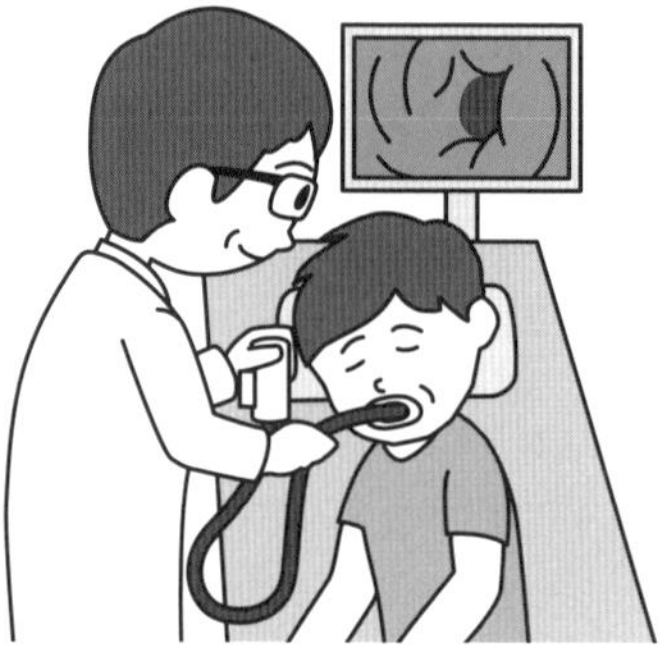

膵がんは10㎜以下で発見することが大切

2018年の、がん研究振興財団のがん統計によれば、日本のがん全体死亡者数は37万人で、膵がんによる年間死亡者数は、すべてのがん死者数の第4位（女性：第3位、男性：第5位）の約3・4万人です。米国においては今後10年以内に、膵がんによる死者数が第2位になると試算されています。この傾向は、わが国においても同様であると想像されています。

一般に早期のがんとは、5年後に生存している確率（5年生存率）が80％を超えるがんとされていますが、他臓器のがんと異なり、膵がんには残念ながら、〝早期膵がん〃という用語が存在しません。５年生存率が80％を超える膵がんが非常に少ないためです。

しかし、日本における30年にわたる膵がんの全国登録の分析結果から、大きさ１cm以下の膵がんの５年生存率は80・４％、大きさ１～２cmの膵がんの５年生存率は50％と、12年の『Pancreas』という学会誌に報告されています。大きさ１cm以下と大きさ１～２cmの膵がんの割合は、全体の５％以下と非常に少ないのが現状ですが、今後はこれからご紹介する各種画像検査や内視鏡検査の進歩によって、診断確率が上昇すると考えられます。

膵がん診断の手順

『膵癌診療ガイドライン２０１９年版』（日本膵臓学会発行）において、膵がん診断のプロセス（具体的な手順）が示されており、実際の日常診療に沿う形となっています（図表１）。最初に採血検査を行いますが、一般的な採血項目のほかに、膵がんの場合に特に上昇しやすい腫瘍《しゅよう》マーカーを追加して検査します。

以下に、膵がんの場合に上昇する採血項目（腫瘍マーカー）や陽性率（膵がんの場合に異常値を示す割合）を示します。

①ＣＡ19―９：陽性率は70～80％
②Ｓｐａｎ―１：陽性率は70～80％
③Ｄｕｐａｎ―２：陽性率は50～60％

図表1

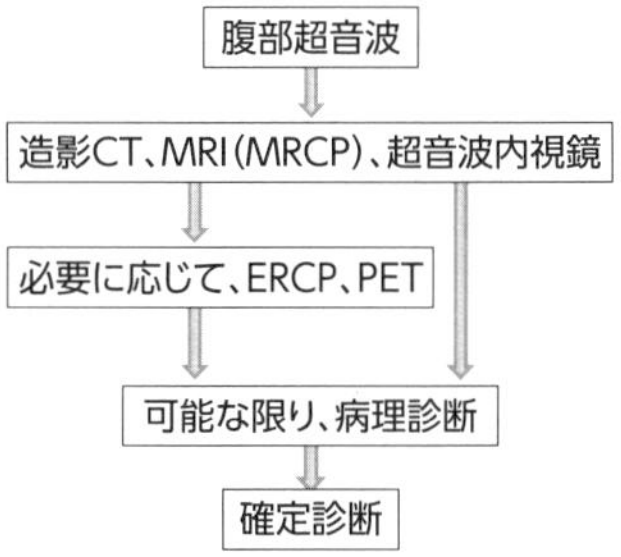

④ＣＥＡ：陽性率は30～60％

ただし腫瘍マーカーは、膵臓の炎症などにより一時的に上昇することがあり、体質によっては腫瘍があっても上昇が認められないこともあります。

次に、『膵癌診療ガイドライン２０１９年版』に沿った画像診断や内視鏡検査を紹介します。まずは、腹部の超音波検査を行います。超音波検査で膵がんが疑わしいときには、追加の検査としてＣＴ、ＭＲＩ（ＭＲＣＰ）、超音波内視鏡などの画像検査を行い、必要に応じて後述のＥＲＣＰやＰＥＴを追加します。可能な限り病変の組織採取をし、病理検査を行って、確定診断を行います。

超音波検査

超音波検査は、検診や健康診断などで経験された方も多いと思います。膵臓は胃の背中側にあり、食後は胃の内容物によって膵臓が観察しにくくなりますので、絶食で検査します。この検査は身体への負担が少なく、最も簡便な方法です。

ほかの検査方法に比べて膵がん自体は診断しにくいものの、膵がんに付随する膵管の拡張（図表2）や膵嚢胞《のうほう》（水ぶくれ）を発見し、膵がんを見つけることができます。欠点は、膵臓全体を確実にみることが、特に肥満の方の場合困難だということで、膵がんの検出には限界があります。

写真1　CT装置

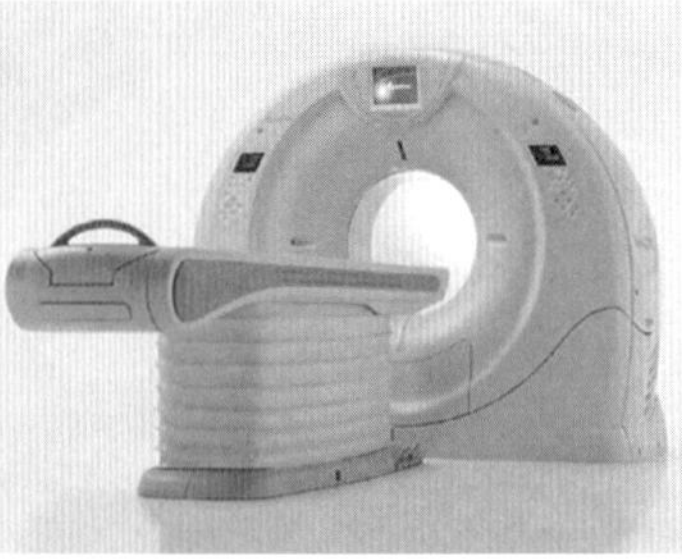

図表2　超音波検査の画像

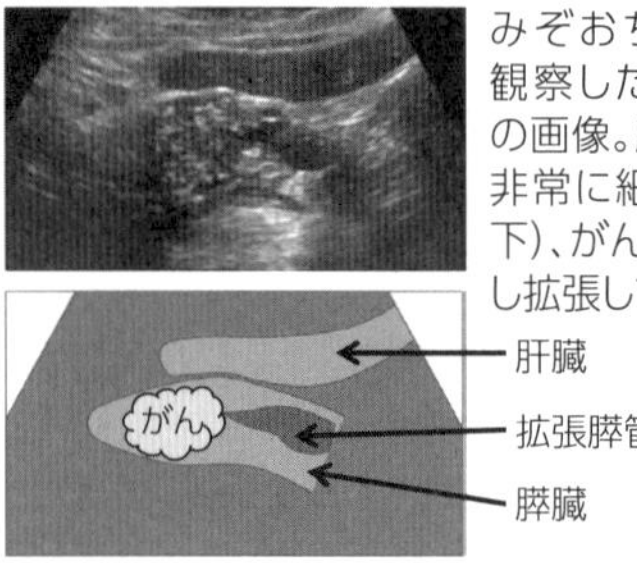

みぞおちから膵臓を観察した超音波検査の画像。膵管は通常は非常に細いが（4㎜以下）、がんによって閉塞し拡張している

造影CT（コンピューター断層撮影 Computed Tomography）

造影CT（写真1）は膵がんの診断において、最も基本的かつ重要な検査です。膵がんが疑われる場合には、必ず行います。造影剤を使用しないCTでもおおよその病変が確認可能ですが、さらに正確な診断のためには、造影剤を静脈から点滴して行う造影CTが必要です。造影剤で、正常膵臓や周辺の臓器、血管とのコントラストがついて、膵がんの存在が明瞭になりますし、血管への浸潤（広がり）や、肝臓、肺、リンパ節への転移があるかどうか、すなわち手術で切除できるかどうかを一緒に確認することができます（図表3）。

放射線被ばくや造影剤に対するアレルギーなどの問題はありますが、造影CTは非常に有用で、膵がんの診断率は90％以上とされています。

MRI（磁気共鳴断層撮影 Magnetic Resonance Imaging）

MRI（写真2）はCTと異なり、磁気を利用した撮影法のため放射線被ばくがなく、CTとほぼ同等の診断ができることが報告されています。MRIには、「拡散強調画像（Diffusion Weighted Image：DWI）」や、膵管や胆管を描出する「MRCP（Magnetic Resonance Cholangio-Pancreatography）」など特殊な撮影法もあります。

写真2　MRI装置

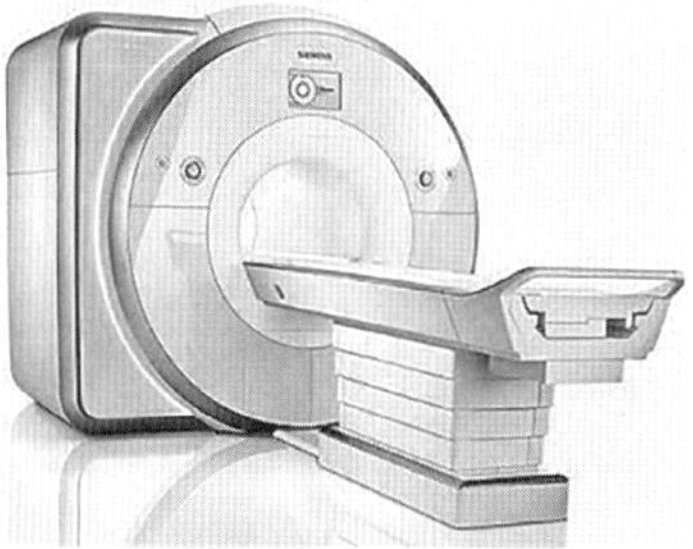

図表3　CTの画像

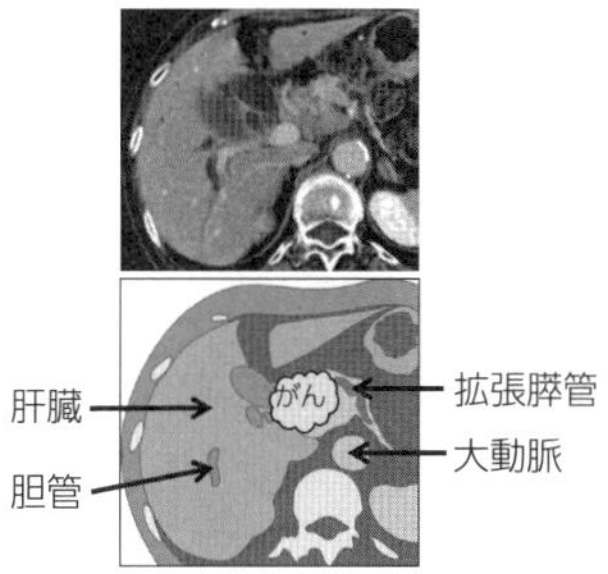

膵がんでは膵管が拡張することが多いため、膵管を描出するMRCPは有用で(図表4)、後述するERCPと比較すると、急性膵炎が起こるリスクがない点も特徴的です。ただし磁気を使用するため、

①心臓ペースメーカーが留置されている方
②人工内耳や人工中耳の方
③チタン製以外の脳動脈瘤クリップや人工関節等が入っている方
④入れ墨のある方

などは行うことができません。

また、CTより細い筒状の機器の中で5~20分ほど検査を行うため、閉所恐怖症の方は注意が必要です。

超音波内視鏡(EUS(Endoscopic Ultra-Sonography))

EUSは、内視鏡の先端に超音波装置がある特殊な内視鏡です。膵臓は胃の背中側にあるので、通常の内視鏡(胃カメラ)のように、口から胃の中に挿入します。その後、内視鏡先端にある超音波装置で、胃の背側の膵臓をくわしく観察します(図表5)。

EUSによる膵がんの発見率は93%以上と報告され、CTやMRIの画像診断

図表5　超音波内視鏡

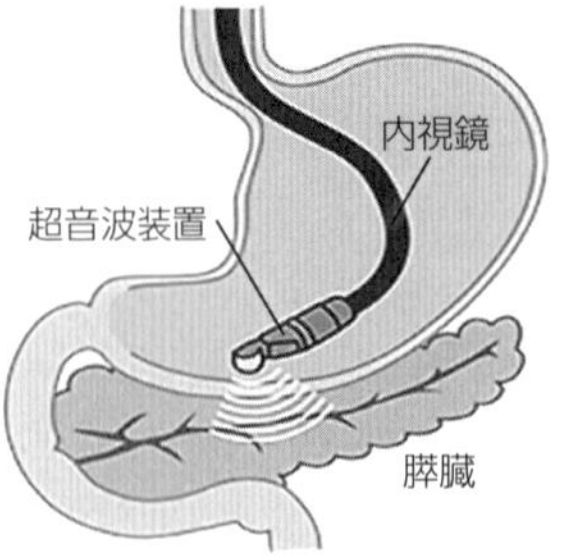

図表4　MRCPの画像

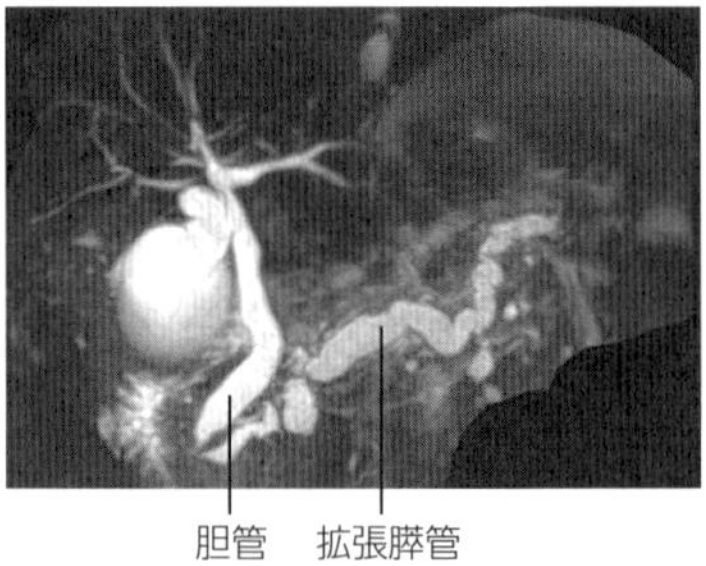

と比較しても高感度であり、膵がん診断において最も有用です。胃カメラよりも口径が太く、検査時間も10〜30分程度と長いので、鎮静下（眠った状態）で行います。

ＥＵＳは現状、十分に普及しているとはいえませんが、今後の早期診断につながることが期待されています。名市大や多くの関連施設にはＥＵＳが導入されており、写真３の07年に名市大病院で発見された７㎜の膵がんなど、10㎜以下の膵がんが、近年多く診断されています。

さらに、ＥＵＳ—ＦＮＡ（Fine Needle Aspiration）という、膵がんが疑われる病変に細い針（採血を行う程度の針）を刺して組織を採取する方法もあります（図表６）。病変を常に確認しながら、動脈や静脈など血管を避けて針を刺しますので、安全に行えます。

ＣＴやＭＲＩの画像で膵がんが疑われたものの、外科手術をした後で実は良性だったと判明し、結果的に手術が不必要だったとわかるケースが従来ありました。ＣＴやＭＲＩの画像診断のみでは、診断に限界があります。

そこで現在は、外科治療前にＥＵＳ—ＦＮＡで採取した組織を顕微鏡で観察し、良性か悪性かを判断する「病理診断」を行っています。病理診断は、外科的治療が困難な場合に行う化学療法（抗がん剤治療）でも、治療方針決定（抗がん剤の選択）の前にたいへん重要です。

写真3　7㎜の膵がん

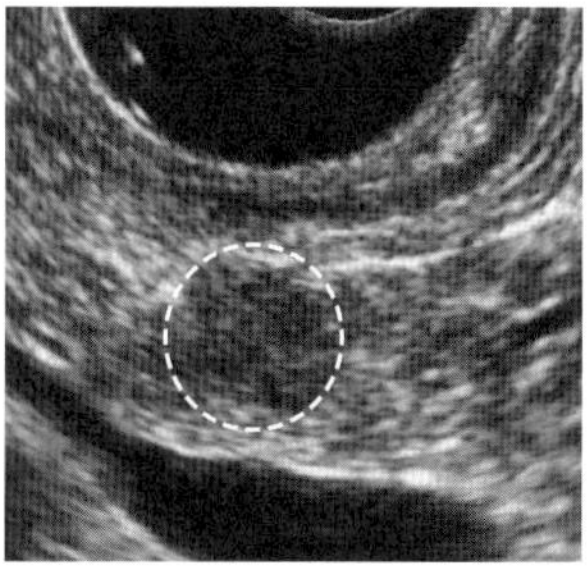

図表6　EUS-FNA

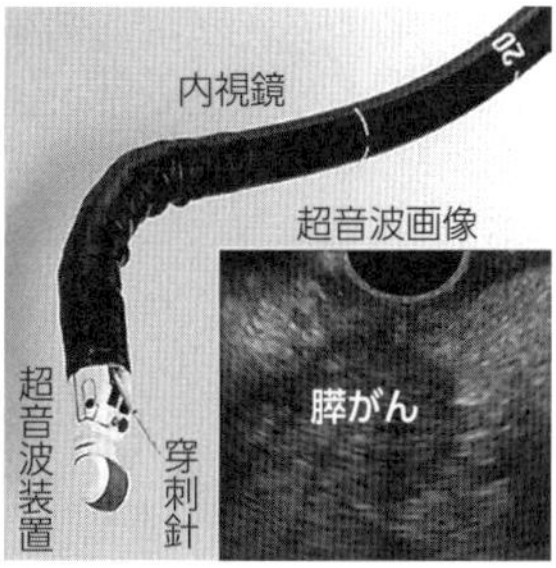

そのほかの診断方法

ＥＲＣＰ（内視鏡的逆行性胆管膵管造影 Endoscopic Retrograde Cholangio-Pancreatography）は、膵がんの影響を受けた膵管の状態を把握する検査です。内視鏡を用いて、十二指腸にある膵管や胆管の出口である乳頭部から直接、膵管内に造影剤を注入します（図表7）。ただし、ＥＲＣＰは普通の胃カメラよりも太くて侵襲性（体に負担がかかること、苦痛を伴うこと）が高く、急性膵炎などの合併症が検査後に起こる、という問題点があります。そこで「膵癌診療ガイドライン２０１９年版」では、まず造影ＣＴやＭＲＩ／ＭＲＣＰ、ＥＵＳを行い、それでも診断が困難な場合にＥＲＣＰを行うこととなっています。

ＰＥＴ[※1]（ポジトロン断層撮影 Positron Emission Tomography）は、ＣＴとほぼ同等の診断ができますが、

①膵がんの確定診断がついていない場合、日本では保険適応にならない
②放射線被ばく量が非常に多い
③費用が高額
④膵炎などの良性疾患でも陽性となり、がんとの鑑別が困難

図表7　ERCP

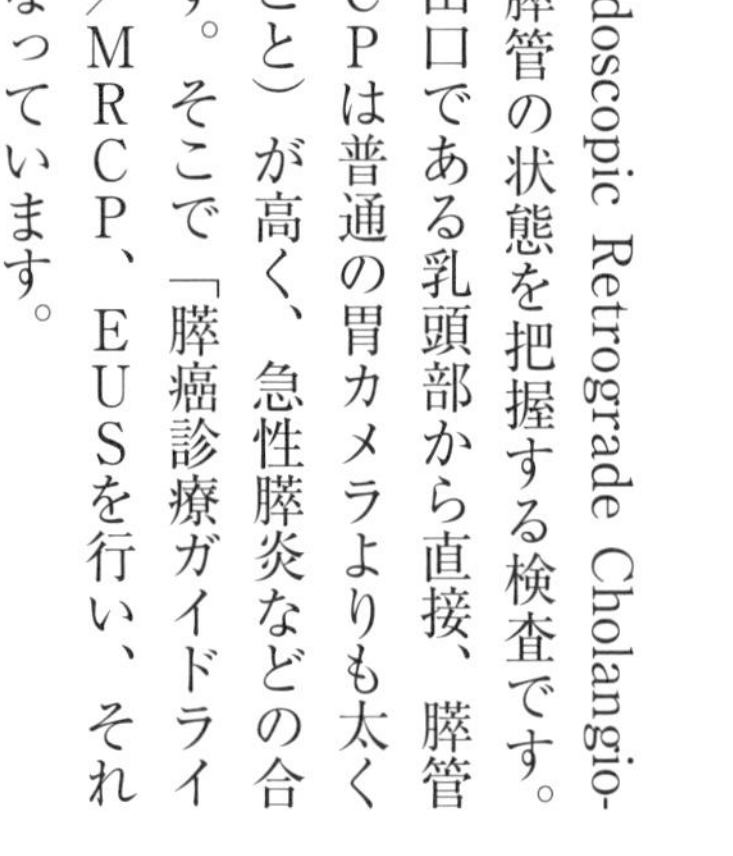

※1　PET
微量の放射線で目印をつけたブドウ糖を体内に投与してから撮影すると、がん細胞が光っているように描出される検査。

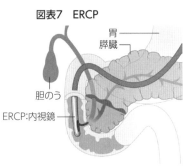

などの点から「膵癌診療ガイドライン２０１９年版」においては、膵がん診断の必須項目から削除され、ＥＲＣＰと同様、必要に応じて行うこととなりました。

最近の話題

日本では17年に、直径３・５㎜の極細径内視鏡（スパイグラス）が導入されました。通常の膵管は５㎜以下ですが、極細径内視鏡ではＥＲＣＰの手技を応用して、膵管内を直接観察することができます。膵管内の早期のがん病変を観察するのみならず、写真４のように非常に小さい生検鉗子《かんし》（組織を採取する道具）を用いて、病変の組織を採取することも可能です。

この極細径内視鏡は非常に高額で、現状では限られた施設にしか導入されていません。写真５は、18年に名市大病院で観察された、早期の膵がん病変です。膵管内にイクラ状の病変があるのを確認し、組織採取を行って、病理診断で膵がんと診断しました。さらに進展度診断も正確に行われ、適切な外科手術による摘出ができた症例です。

今後、この極細径内視鏡の普及により、膵がんの早期診断が向上することが期待されています。

写真4　ERCP

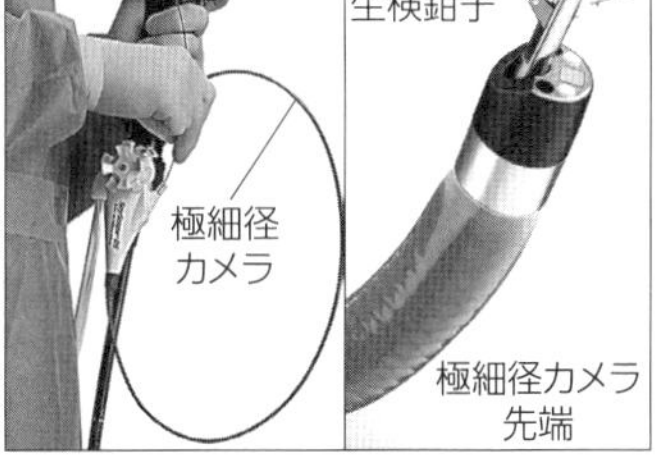

写真5　極細径内視鏡で
捉えたイクラ状の病変

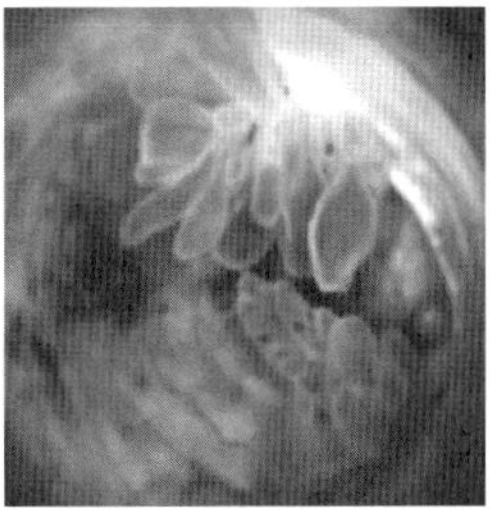

今後の膵がん診療の展望

近年の画像検査や内視鏡検査は飛躍的に進歩しており、膵がんの早期発見がさらに可能になると期待されます。

膵臓病が疑われても、紹介先や相談窓口がわかりにくい、などという問題がこれまでありましたが、膵がんの診療体制の整備も進んでいます。膵臓病の専門医や専門施設の必要性に応じて、日本膵臓学会は「認定指導医制度」[※2]を進めています。名市大や多くの関連施設には、膵臓の病気を専門とする医師が常勤しており、日本膵臓学会が認めた指導医が診療にあたっています。

なお、19年末に、ある種の真菌[※3]がヒトの膵がん発症に関係するということが報告されました。胃がんのピロリ菌のように、細菌などの腸内細菌叢《そう》と膵がんとの研究も進められています。

膵臓がん患者支援団体のパンキャンが行っている遺伝子解析研究「パンキャンサー・プロジェクト（Pan-Cancer Project）」では、1300人以上の世界の膵がん研究者が、2800人近くの膵がん患者さんから採取した38種類の遺伝情報を解析する大規模な研究を行っています。一歩ずつですが、膵がんがなぜ発症するのか、本質に近づきつつあるように思われます。

※2 認定指導医制度
膵臓の病気の診断・治療において専門的な知識や技術を有し、指導的な役割ができる医師を認定する制度。

※3 真菌
カビのこと。水虫の原因を思い出されるかもしれませんが、キノコや発酵食品に使われる酵母も含まれます。抗生物質のもとにもなり、治療目的にも重要。

コラム
Column 2

よくかんで未来の人類の健康を守ろう

医学研究科口腔外科学　教授　渋谷 恭之

就寝中に呼吸が停止する「睡眠時無呼吸症候群（Sleep Apnea Syndrome/SAS）」では、日中に居眠り運転を引き起こすなどの危険性が指摘されています。その発症要因について、国立科学博物館の馬場悠男さんは「進化の過程でのどが狭くなり、やわらかい食事であごが退化した結果であり、縄文時代にSASはなかった」と述べています。

オトガイ（あご）と首の輪状軟骨を結ぶ線を基線に、のどの奥行きを測ったとき、1.5cm以上あればSASになりがたいといわれていますが（図表）、この長さはあご骨の成長に伴い拡大し、肥満によって縮小します。あご骨の成長は、乳児から成人期にかけての咀嚼《そしゃく》（かむ動作）により促進され、やわらかい食事ばかりしていると阻害されます。

東京都・芝の増上寺に土葬された歴代徳川将軍の遺骨を調査したところ、将軍家の代が進むにつれ、あごが退化（低発達）していることがわかりました。これは将軍家の食事がどんどんやわらかいものばかりになっていったせいだと考えられます。ちなみに、第14代の家茂は甘いもの（ようかん、金平糖、カステラなど）が好物であったため、残存歯31本中の30本が虫歯だったそうです。

2008年公開のピクサー・アニメ映画『ウォーリー』には、興味深いシーンがありました。西暦2805年の人類はみな、コンピュータで管理された世代宇宙船「アクシオム」の中で、ホバーチェアに乗りながら流動食を飲んで生活しているのです。歩く必要がないため、人々の筋肉は衰え、全員メタボ体型で描かれています。さらには咀嚼の必要もないため、あごが退化し、重篤なSASに陥っている（仰向けになると呼吸ができない）と考えられます。子孫をそのような体型にさせないため、現代人には適度な運動と、成長期に硬めの食事を摂ることが求められているのです。

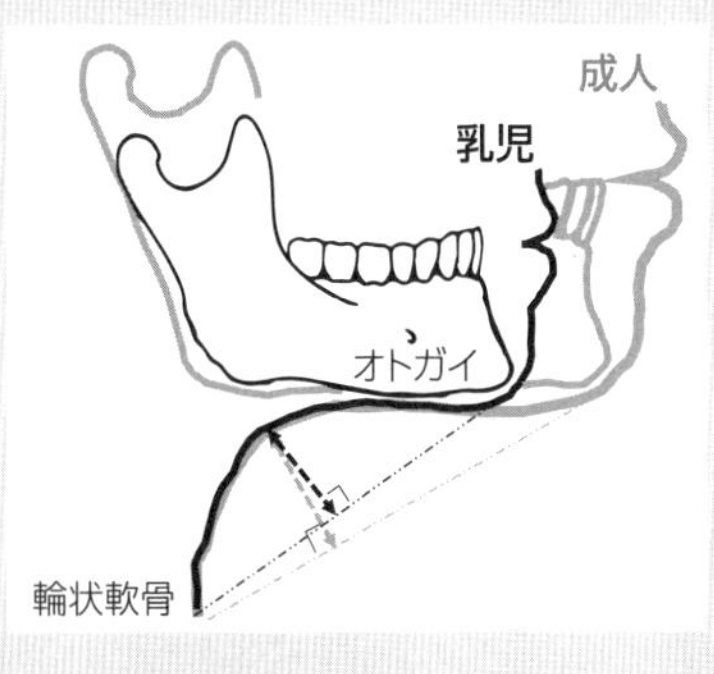

病理診断 ～ひとりひとりにあった治療のみちしるべ

医学研究科臨床病態病理学　准教授　正木 彩子

細胞や組織を調べて患者さんがなんの病気にかかっているか調べる「病理診断」。がん検診などで多くの方が経験しているはずですが、病理医が直接患者さんを診察する機会は少なく、病理診断を受けている、という実感を得ることはあまりないと思います。そんな病理診断について、ご紹介します。

細胞診と組織診

病理診断では、患者さんの体から採取された臓器・組織や、尿・痰《たん》・腹水・胸水などに含まれる細胞を標本化し、さまざまな方法で染色して、顕微鏡で観察します。病理診断には大きく、「細胞診」と「組織診」があります。まずは身体への負担の小さな検査から行い、必要に応じてよりくわしい検査を追加していきます（図表1）。

図表1　最小の負担で十分な情報を得るための検査の選び方

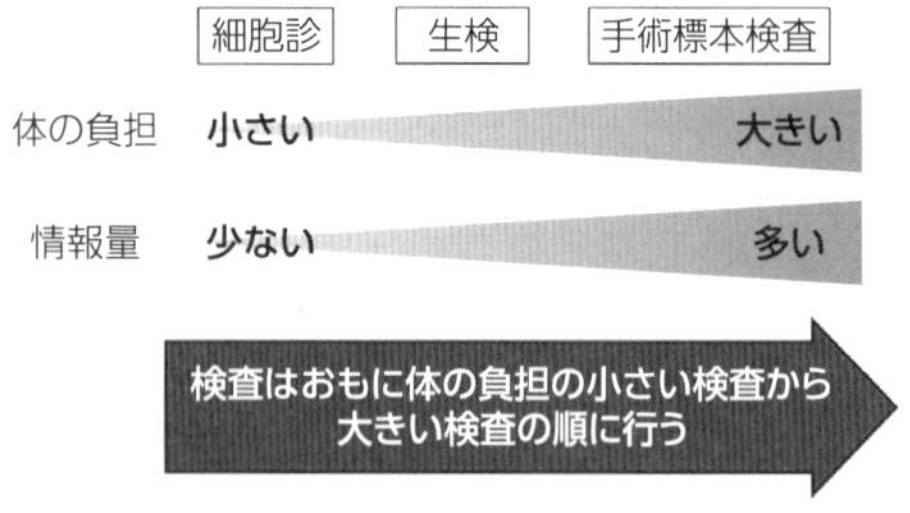

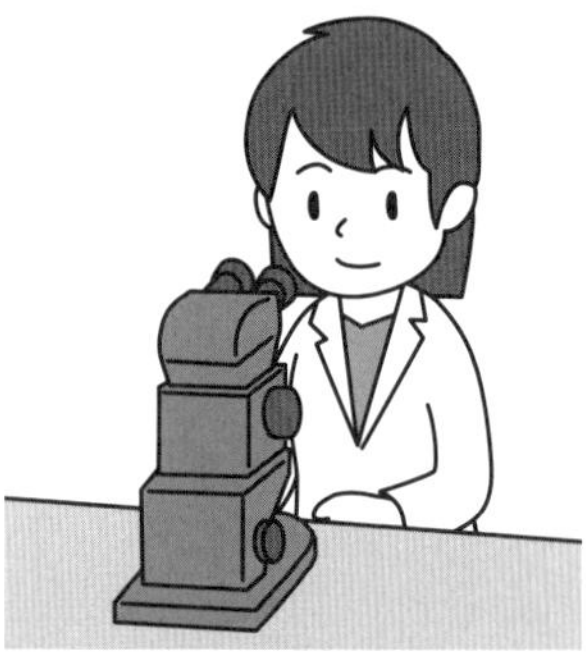

細胞診とは

「細胞診」では、主に細胞ひとつひとつの形や、細胞がつくる小さな塊の形を観察します。病変部位からブラシや綿棒でこすり取ってきた細胞や、尿や痰などに含まれている細胞を、スライドグラスに塗りつけて顕微鏡で観察し、診断します。細胞の採取の方法によって、主に「自然剥離《はくり》細胞診」、「擦過《さっか》細胞診」、「穿刺《せんし》吸引細胞診」に分けられます。

①自然剥離細胞診

痰や尿などに含まれる、自然にはがれ落ちた細胞を観察する方法です。肺がん検診の喀痰《かくたん》検査はこれにあたります。この方法の利点は、病変の広い範囲（たとえば痰であれば左右の肺全体）から細胞を採取することができ、広い範囲を一度に調べられることです。痰や尿の採取も、手軽にできるものです。ただし、病変がどこにあるのか特定することは困難です。また、細胞に変性などの変化が加わってしまうため、異常が見つかった場合には、組織診などさらにくわしい検査を行います。

②擦過細胞診

病変部を綿棒やブラシでこすって、細胞を採取します。子宮がん検診がこれにあたります。子宮頸部《けいぶ》全体など比較的広い範囲を一度に検査でき、細胞の採取も比較的簡単にできる点が優れています。

ただし、自然剥離細胞診と同様に、病変がどこにあるのか診断することはやや困難です。また、ばらばらになった細胞を観察するため、組織診のように細胞の並び方をくわしく観察することは困難です。この検査で異常が見つかった場合には、組織診などさらにくわしい検査を行います。

③穿刺吸引細胞診

リンパ節や乳房などの病変部に細い針を刺し、注射器で吸引して細胞を採取する方法です。針を刺して検査をするという点では、組織診で行われる針生検と似ていますが、使用される針が針生検のものよりも細く、より簡便で傷が小さい、という利点があります。細胞の並び方をくわしく観察するのはやはりむずかしく、異常が見られた場合には、組織診などさらにくわしい検査を行います。

細胞診は、このように

・広い範囲の病気を一度に検査できる

・細胞の採取が簡便で、身体にかける負担が比較的少ない

などの点で優れているため、スクリーニング検査※1として利用されています。

※1　スクリーニング検査
病気の可能性がある人を探して、つぎの検査につなげるための検査。

組織診とは

細胞診で観察できるのがばらばらの細胞や、小さな細胞の塊であるのに対し、「組織診」ではより大きな細胞の集合体を見ることができます。細胞の形や並び方、病変部と病変部周囲の関係性を観察し、よりくわしい診断を行うことができます。

組織診では、病変部から採取した組織（細胞の集合体）をホルマリンで処理（「固定」といいます）し、パラフィンに埋めて薄く切り、さまざまな染色を行って顕微鏡で観察します。組織診には、病変部を一部採取して観察する「生検」と、病変部分全体を手術で切除して観察する「手術標本検査」があります。

①生検

病変部の一部を採取して観察するもので、身体にかかる負担は比較的少ないです。中でも「針生検」（図表2）は、病変に針状の道具を指して検体を採取するもので、身体への負担は特に少ないですが、採取できる組織の量が少ないので、診断が十分にできない場合には、より大きな検体を採取できる方法（切開生検など）を追加する場合があります。

ただし、ひとつの病変にいろいろな性質をもった組織が入り混じっている状態（たとえば、ひとつのがんの中に腺がんと扁平上皮がんが混じっているような状態）を把握したり、病変がどのぐらい広がっているか把握したりすることは、生

図表2　乳腺腫瘍の診断で行うマンモトーム生検

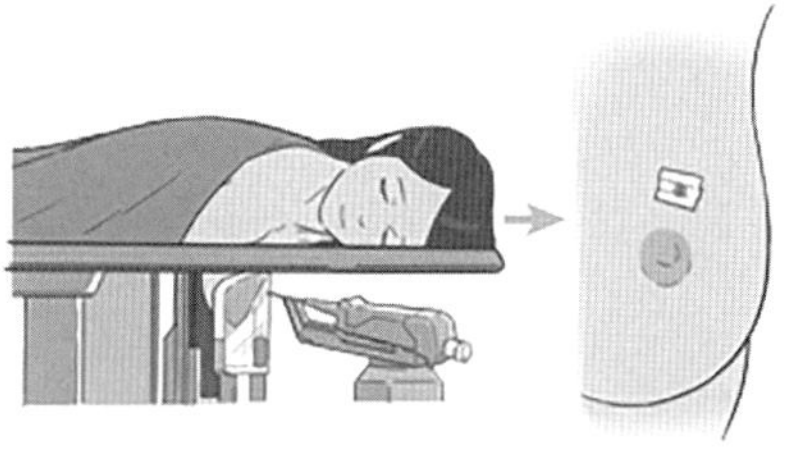

針で組織を採取するが、4mm程度の傷で済む

検では困難です。

②手術標本検査

手術で切除した病変全体を観察するものです。病気がどの程度広がっているか、違う性質の病気が入り混じっていないかなどを、最もくわしく診断することができます。身体にかかる負担は最も大きく、病気の広がり具合によっては、手術を行わないこともあります。

病理診断とがんの治療

病理診断の結果をもとに、治療方針を決定します。治療後に病理診断をして、治療効果を判定することもあります。それぞれの病気に応じた治療を行いますが、ここからはがんの治療に注目してみていきましょう。

近年、従来の抗がん剤治療（化学療法）にくわえて、がん細胞を狙いうちにするさまざまな新しい治療法が登場しています。正常な細胞には、必要な場面で必要な量だけ増殖できるように、細胞の増殖をつかさどる、いわば〝アクセル〟と、増殖を止める〝ブレーキ〟が備わっています。がん細胞では、これらのアクセルやブレーキの機能に異常が起こると、無限に増殖してしまいます。そこで、がんを狙いうちにする治療では、正常な細胞にはあまりないが、がん細胞には多くみられる物質（分子）に注目し、これを標的とします（分子標的治療）。

人体にはがん細胞を見分けて排除する「免疫」の機能が備わっていますが、がん細胞はこの免疫の力を弱めて回避する、さまざまな機構を備えています。この免疫の力を利用した治療法も登場し、従来のがん治療ではみられなかったような、高い治療効果が得られるようになってきました。

病理診断と分子標的治療

分子標的治療には、「抗体薬」と「小分子化合物」があります。分子標的治療を行う際には、どの治療が向いているのか、病理診断により確認して治療を選択します。

①抗体薬

抗体薬は、がん細胞の表面にみられる抗原（抗体が結合する物質。抗体は、主にタンパク質の一部に結合します）に結合する抗体を治療薬として使用します。現在使用されている抗体薬には、B細胞リンパ腫で使用される「リツキシマブ（商品名：リツキサン®）」、乳がんや胃がんなどで使用される「トラスツズマブ（商品名：ハーセプチン®）」、肺がんをはじめとした多くのがんで使用される「ニボルマブ（商品名：オプジーボ®）」や「ペンブロリズマブ（商品名：キイトルーダ®）」など、非常にたくさんの種類があります。

リツキシマブはCD20に結合する抗体です。CD20は正常な成熟Bリンパ球と、

【抗体とは】

白血球の一種であるBリンパ球によってつくられる糖タンパクです。もともとは人体に侵入した病原体や病原体がつくる毒素などに結合して、病原体を排除したり、毒素を中和したりする働きがあります。

抗体が結合する物質を「抗原」といいます。抗体は特定の抗原と一対一で結合します。この一対一の関係はとても厳密で、パズルのピースのように、間違った相手とは結合しません。特定の抗原と結合する抗体を人工的に作成し、免疫染色とよばれる特別な染色や、抗体薬として病気の治療に利用しています。

Ｂ細胞リンパ腫の多くにみられる分子です。抗体は病原体に結合し、病原体を排除するため、リツキシマブが結合したリンパ腫の細胞は、病原体と同じように、からだの免疫細胞の攻撃を受けて排除されます。正常な成熟Ｂ細胞も同じように排除されますが、Ｂ細胞のもとになる未熟な細胞にはＣＤ20がないため、リツキシマブ治療が終了すると、正常なＢ細胞は回復します。

トラスツズマブはＨＥＲ２に結合します。ＨＥＲ２は細胞の増殖を促す信号を細胞に伝える分子で、トラスツズマブが結合すると信号を伝えられなくなり、細胞の増殖が抑えられます。ＨＥＲ２は正常な細胞にもありますが、一部の乳がんや胃がんでは正常より多くのＨＥＲ２をもっているため、トラスツズマブが大きな効果を発揮します。

ニボルマブやペンブロリズマブは、Ｔリンパ球に発現するＰＤ―１に結合する抗体です。Ｔリンパ球は病原体やがん細胞の排除に働く免疫細胞ですが、その働きが過剰になると、かえって人体に有害となります。そこで、免疫の過剰を抑えるブレーキとして備わっているもののひとつがＰＤ―１です。ＰＤ―１は、ＰＤ―Ｌ１という分子と結合すると、免疫細胞にブレーキをかけます。がん細胞は悪賢いことに、ＰＤ―Ｌ１をつくることで、周囲のリンパ球にブレーキをかけて自分が攻撃されないようにしています。ニボルマブやペンブロリズマブがＰＤ―１に結合すると、ＰＤ―Ｌ１とは結合できなくなるため、免疫細胞のブレーキが解除され、免疫細胞はがん細胞を十分に攻撃することができるようになります。

【ＰＤ―１とＰＤ―Ｌ１】

ＰＤ―１（Programmed death 1）はＴ細胞表面にみられる分子で、ＰＤ―Ｌ１（PD-ligand 1）と結合すると、Ｔ細胞の増殖停止や、細胞障害活性のある化学物質の生産抑制を引き起こします。

正常な場合は、ＰＤ―Ｌ１は抗原提示細胞（病原体やがん細胞を敵であるとＴ細胞に教える細胞）である組織球に確認され、組織球は免疫系を活性化すると同時に、ＰＤ―Ｌ１を通じてＴ細胞にブレーキをかけ、免疫が過剰に働くことを抑制しています。本庶佑氏はこのＰＤ―１を発見した功績により、２０１８年にノーベル医学・生理学賞を受賞しました。

このように、抗体薬はがん細胞やがんの増殖を助ける物質と結合し、免疫細胞による攻撃を促す、細胞の増殖を邪魔する、といった作用により、がんの治療に役立っています。

抗体薬を使用する際に重要なのは、標的となる抗原が発現していることを確認することです（図表3）。がんを狙いうちにする薬であるため、標的となる抗原がないと薬が効きません。

抗原の確認には、病理組織標本を用いた免疫染色や遺伝子検査を行います。たとえばＨＥＲ２の場合には、ＨＥＲ２に結合して細胞の色が変わるように工夫した抗体（治療用の抗体とは別のもの）を用いた免疫染色や、ＨＥＲ２をつくる設計図である遺伝子が増幅しているかを確認する遺伝子検査を行います。

②病理診断と小分子化合物

小分子化合物には、細胞の増殖を促す信号の働きを邪魔する物質や、細胞内で発生した〝ゴミ〟の処理を邪魔する物質など、さまざまな種類があります。一部の小分子化合物では、薬の効きやすさを、がん細胞の遺伝子異常を調べることで予測することができます。

たとえば一部の肺がんでは、ＥＧＦＲ（細胞の増殖を促すタンパク質）に遺伝子の異常がみられることが知られています。そこで、ＥＧＦＲ遺伝子異常のある・なしや、異常のパターンを調べることによって、分子標的薬の効きやすさをある程度予測することができます。この遺伝子の検査は、生検や手術によって得られ

図表3

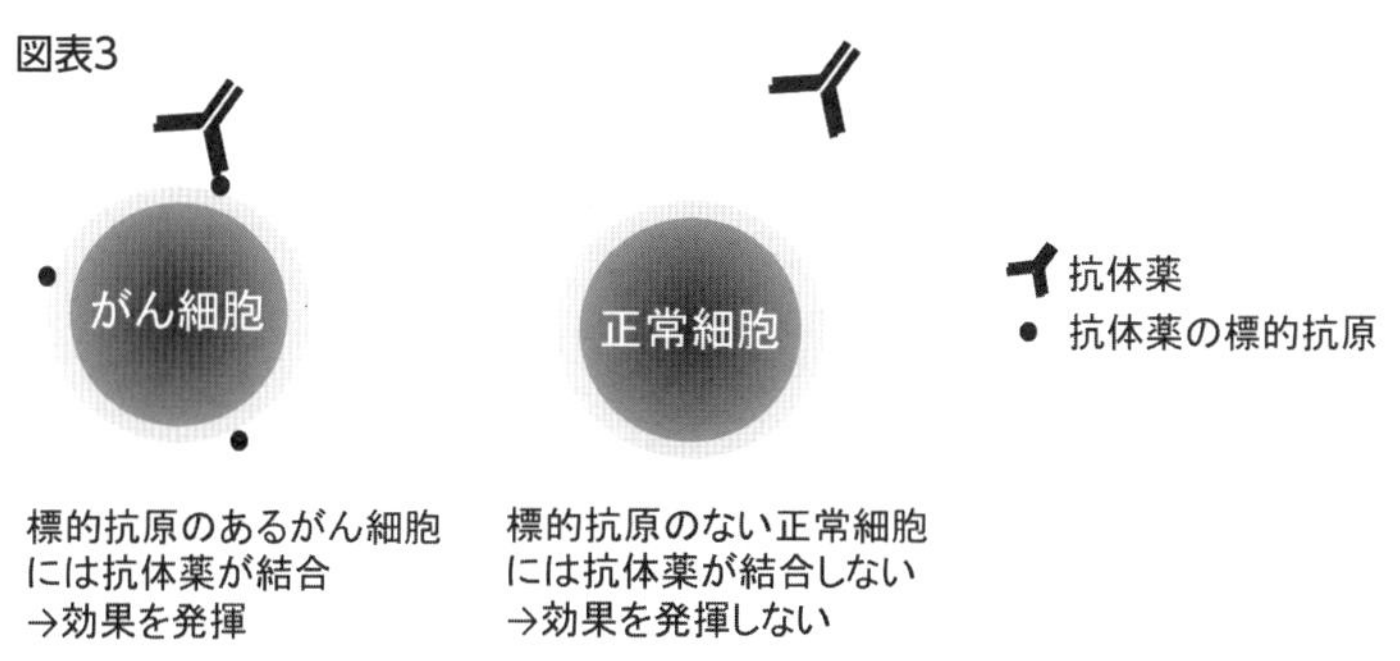
がん細胞
正常細胞
抗体薬
抗体薬の標的抗原
標的抗原のあるがん細胞
には抗体薬が結合
→効果を発揮
標的抗原のない正常細胞
には抗体薬が結合しない
→効果を発揮しない

た病理組織標本を用いて行います。

病理診断と遺伝子検査

がん細胞には正常な細胞ではみられない、さまざまな遺伝子の異常があり、それらの異常が細胞のがん化や細胞の増殖、転移の能力に関わっていることが、最近の研究によりわかってきました。遺伝子はいわば細胞の設計図で、ひとつひとつの細胞がそれぞれに遺伝子をもっています。ヒトの体は、最初は1つの受精卵ですが、受精卵が何度も何度も分裂をくり返し、全身の組織がつくられていきます。この細胞分裂の過程で、遺伝子はコピーされ、分裂した新しい細胞はコピーされた遺伝子をもつのですが、何度もコピーをくり返していくと、写し間違いをしてしまう場合があります。これが、遺伝子異常のもとになります。

写し間違いには、ささいで特に問題にならないような間違いから、細胞ががん化してしまうような重大な間違いまであります。細胞の増殖をつかさどるアクセルの役割をする遺伝子や、増殖を抑制するブレーキの役割をする遺伝子に異常が起これば、がん化が起こりやすくなります。もっともヒトの身体には、写し間違いを書き直す仕組みや、重大な間違いをしてしまった細胞を排除する仕組みがあり、細胞が容易にがんにならないようにできているのですが、これらの仕組みをすり抜けて、細胞ががん化する場合があります。

現在、がん細胞が持っている遺伝子の異常に注目して、さまざまな分子標的治療の開発が試みられています。また、最近ではがんの病理組織を用いて、一度にたくさんの種類の遺伝子異常を検査することが保険診療でも可能となり、治療法を選択する助けになっています。

一方で、がん細胞の遺伝子検査では、患者さんが知りたくない情報を偶然知ってしまうおそれもあります。がん細胞の遺伝子異常の多くは、細胞分裂の過程で後天的に起こったものですが、一部の患者さんでは生まれつきがんになりやすい遺伝子異常を持っている場合があります。親や子、兄弟なども、同じ生まれつきの遺伝子異常を持っている可能性がありますから、このような情報は知りたくないと考える人もいます。検査を受ける前には、主治医と十分に相談をし、検査のよい点と悪い点を十分に理解したうえで受けることが大切です。

病理診断はさまざまな方法を駆使して病気の正体を見極めるもので、治療方針の決定や治療効果判定に役立てられています。われわれ病理医が直接患者さんの診察をする機会は少ないですが、病理診断がひとりひとりの患者さんにあった治療の助けになることを願っています。

【病理解剖】

本文では取り上げませんでしたが、病理診断の中には「病理解剖」も含まれています。病理解剖では、不幸にして亡くなられてしまった患者さんの亡くなられた原因や、生きておられる間に受けた診断の妥当性、治療の効果および副作用、合併症の状態などについて、総合的に判定し、検討します。

近年ではＣＴなど画像技術の発展に伴い、病理解剖は減少傾向にありますが、画像だけではわからない情報が得られます。亡くなられた患者さんの治療経過をふりかえるとともに、同様の病気で苦しむ患者さんの今後の治療の助けになることが期待され、もっと注目されるべき大事な医療行為です。

男性不妊症ってどんなこと？

医学研究科腎・泌尿器科学　西部医療センター　教授　梅本　幸裕

名古屋市立大学病院と西部医療センターは、名古屋市内では4施設しか認定されていない「男性不妊症治療認定施設」です。

不妊症とは

現在、先進諸国において、6カップルに1組が不妊症に悩んでいます。お子さんが欲しくて夫婦生活（性交渉）を行っているにもかかわらず、1年以上妊娠しない場合が「不妊症」と呼ばれています。

昔は、子供ができないのは女性に原因があるとされ、女性のほうが離縁されてしまうこともありました。しかし不妊の原因を調べてみると、夫のほうに原因がある場合が24％、夫婦ともに原因がある場合も24％で、これらを合わせると、男性に原因がある場合がおよそ48％と、半分を占めております（図表1）。

図表1　不妊の原因の半分は男性にある

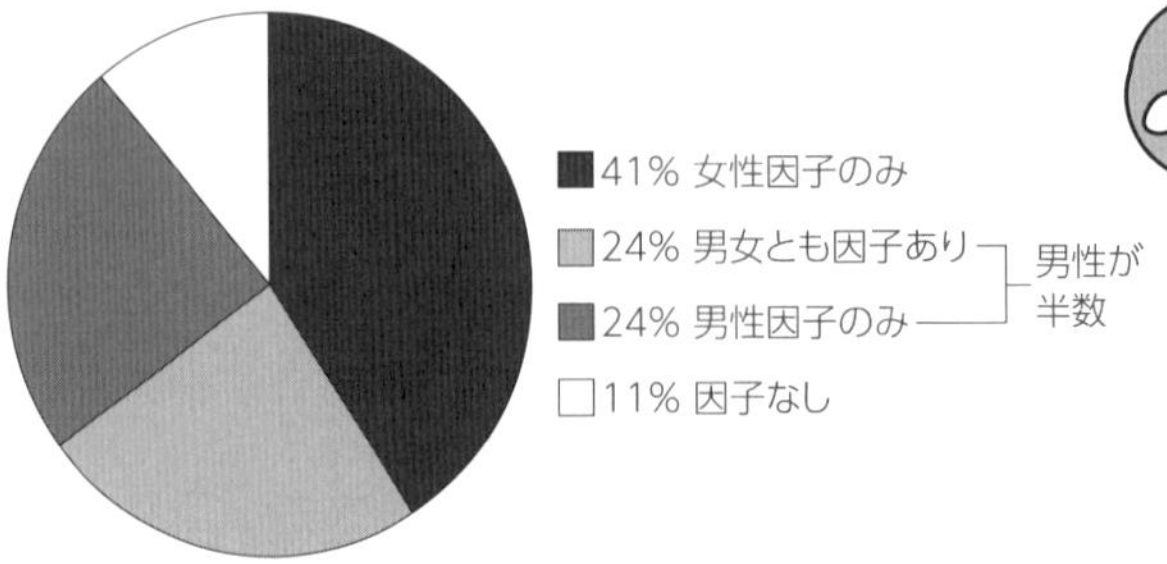

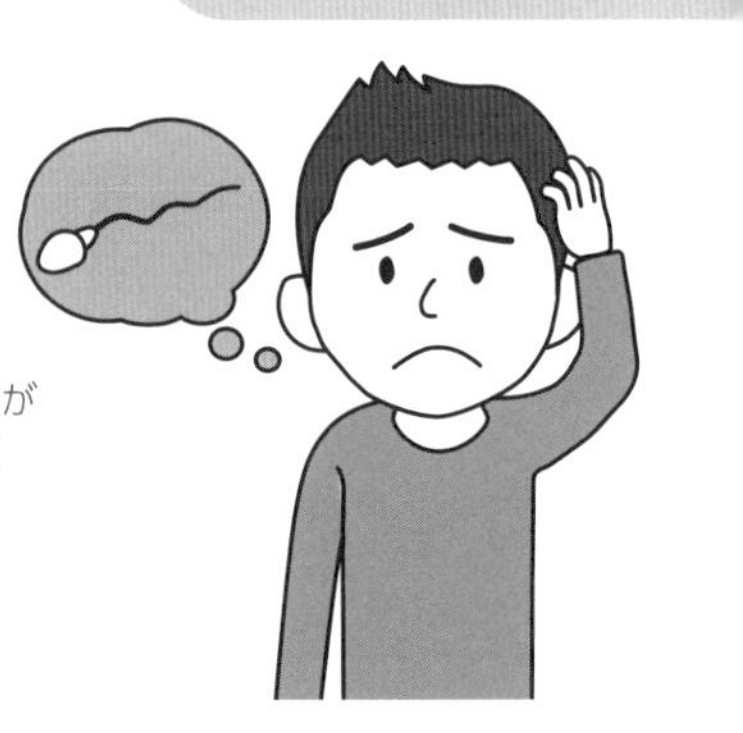

そうはいっても、妊娠は女性にしかできません。パートナーの女性がまず産婦人科で診察を受ける、というのがほとんどです。原因の半分は男性にありますが、男性不妊症の診察をする泌尿器科医は、ごく少数です（泌尿器科の生殖医療専門医は２０２１年４月現在、全国で72名のみ）。仕事が忙しかったり、恥ずかしいからという理由で受診をしない患者さんも、多数見受けられます。

男性不妊症の原因と検査

男性不妊の原因は、以下に分類されます。

①精子をつくる力が弱い、あるいは精子がつくられていない（造精機能障害）
②精子が通過する道に問題がある（精路通過障害）
③勃起や射精に問題がある（性機能障害）

それぞれの割合は、①が82・４％、②が３・９％、③が13・５％です（図表2）。

男性不妊症かどうかを調べるには、まず精液を検査します。不妊症のカップルは必ず行う検査で、奥さんが受診している産婦人科でも調べてもらえます。

精液検査で異常が見つかると、私ども泌尿器科の出番になります。まずは問診で、既往歴や手術の有無、兄弟や親戚にお子さんがいるかどうかなどを伺い、診察で精巣のサイズ、精索静脈瘤《※1せいさくじょうみゃくりゅう》の有無、精管、前立腺や精嚢《せいのう》などを調べます。

そのほか、以下のような検査を行っていきます。

図表2　男性不妊症の原因

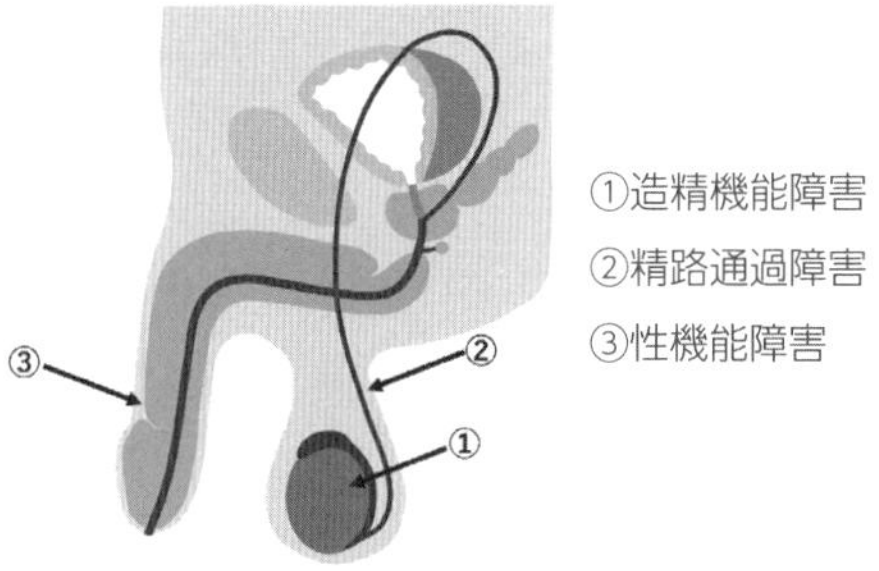

※1　精索静脈瘤
精巣を行き来する動脈、静脈、リンパ管、精管（精子が通るための道）が膜で覆われたものを「精索」という。この中の静脈が瘤（こぶ）のように膨れている状態を「精索静脈瘤」という。

・ホルモン採血…男性ホルモンと、精巣へ精子や男性ホルモンをつくるように命令するホルモンの値を測定します。
・染色体検査…採血で、お父さんとお母さんから受け継いだ遺伝情報のある染色体を調べます。
・精液検査…精液所見は正常男性でも振れ幅が大きく、精子の濃度は正常値から限りなく0の値まで、日によってさまざまです。産婦人科での1度の測定で、乏～無精子症と診断されたら、泌尿器科でももう一度検査を予定します。複数回検査して、正確な値を調べます。

もし乏精子症といわれたら…

1度の精液検査で「乏精子症」といわれたのなら、あと1、2度は検査をした方がいいでしょう。たまたま低い数値が出ただけ、という場合もあります。21世紀の今、精子が少しでもあれば、体外受精という方法で精子と卵子を受精させることができます。現在では14人に1人の割合で、体外受精によるお子さんが産まれています。しかしこの体外受精など女性サイドでの治療のみ行ってもなかなか妊娠しないことがあります。

重要なのは、精索静脈瘤です。体外受精が成功しない中に、精索静脈瘤の方がみられます。この病気では、精子がダメージを受けており、妊娠が成立しません。精索静脈瘤は、左精巣を取り囲む血管が瘤のようになり、精巣の温度が上昇している状態です。この状態では、正常な精子をつくることができません。

精索静脈瘤が原因で不妊となっている場合は、精索静脈瘤の手術を行います。精巣の温度が正常化し、正常な精子ができることで妊娠が可能になることが期待できます。

手術では、鼠経部《そけいぶ》（足のつけ根）を2～3㎝切開し、精索を持ち上げ、手術用顕微鏡を用いて静脈をしばりながら切断します。基本的には健康保険の適応で、自己負担30％の患者さんの場合、1泊2日で7万円ほどになります。

無精子症といわれたら…

精液中に精子が見つからない状態を「無精子症」といいます。20世紀にはほぼ、治療らしきものがありませんでした。しかし現在は、妊娠も期待できる治療法があります。

無精子症には2つのタイプがあります。

①閉塞性無精子症
精巣内で精子は正常につくられているけれど、精子の通り道に問題があるケースです。精管に問題がある場合と、精巣上体（副睾丸）に問題がある場合とがあります。

図表3　男性の内生殖器

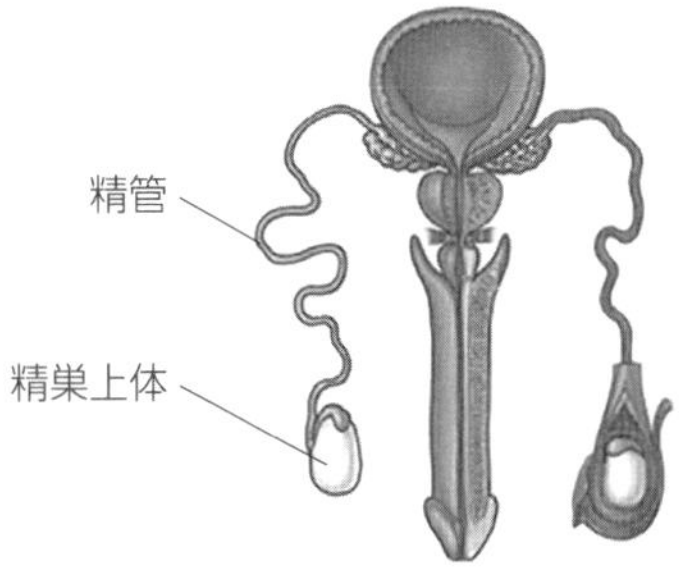

（1）精管欠損症

先天的に精管がないのが、「精管欠損症」です。以前は治療方法がありませんでしたが、今は精巣から精子を採取する方法（ＴＥＳＥ）、または精巣上体から精子を採取する方法（ＭＥＳＡ）で、精子を回収することができます。この精子を使って顕微授精[※2]を行うことで、受精卵を得ることができます。

ただし、生まれてくるお子さんが男の子のときは、患者さんと同じく精管を欠損している可能性があります。

（2）精管閉塞

精巣上体あるいは精管が詰まっていて、精子が出ない状態です。外尿道口（ペニス先端）から細菌が侵入し、精管を逆行して精巣上体部で炎症を起こす「精巣上体炎」を起こした後によく起こります。また、避妊手術である精管結紮《けっさつ》術を受けている場合や、幼少期などに鼠径《そけい》ヘルニア（脱腸）の手術を受けた際に誤って精管を結紮され閉じてしまっている場合にも、精子が通れなくなります。

詰まりの起きている場所がわかれば、精管を再度つなぎなおす「精路再建術」が行えます。精管が詰まっている部分を切除し、精巣側の精管と尿道からの精管の正常な部分をつなぎなおします。精管結紮を以前自分の意志で行った場合などには自己負担となりますが、幼少期の鼠径ヘルニアの手術が原因である場合や、偶然通過障害になった場合は保険適応になりますので、くわしい診察が必要です。

ＴＥＳＥやＭＥＳＡで精子回収ができる場合は、顕微授精を行えます。

※2 顕微授精
極細のガラスチューブを女性から採取した卵子に穿刺して精子を注入する方法。

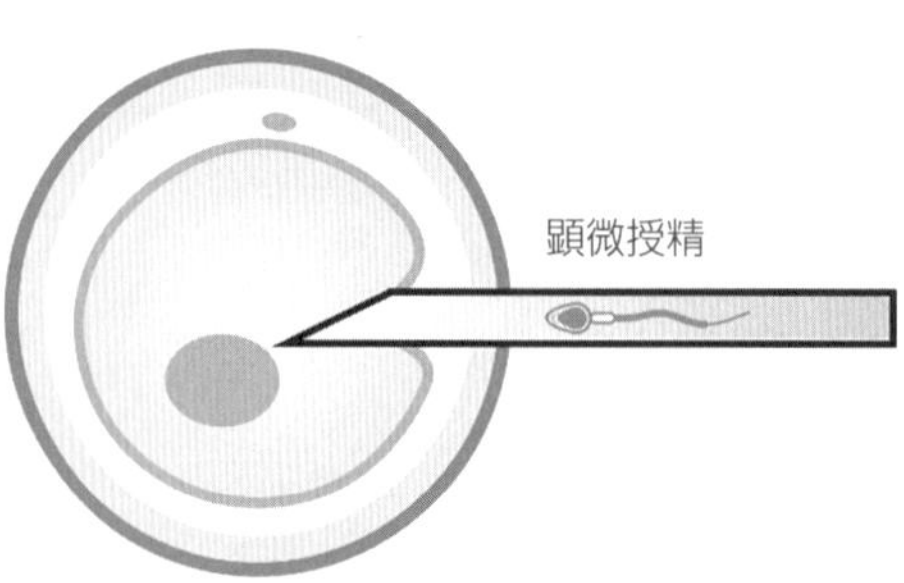

②非閉塞性無精子症

造精機能（精子をつくる能力）が下がった状態です。この7割は現在、原因不明といわれています。

原因がわかるものとしては、染色体異常、遺伝子欠損、停留精巣などがあります。「停留精巣」とは、出生時に精巣が陰嚢《いんのう》まで降りてきていない状態で、通常は子供の頃に手術で精巣を下げますが、たまに精巣が鼠径部あたりにある患者さんもいます。

脳下垂体から分泌されるホルモンが下がってしまっている場合（先天的な場合と後天的な場合とがあります）には、注射でホルモンを補充することで、造精機能の回復が望めます。ただし、これはまれなケースで、基本的には「顕微鏡下精巣内精子採取術（マイクロTESE）」をすることになります。この手術では、陰嚢を切開して精巣を脱転、切開し、精子が作られている精細管のうち太いものを手術用顕微鏡で探し、摘出してそこから精子を取り出します。およそ30％の患者さんから精子が回収でき、顕微授精を行うことができます。

射精ができない場合は

男性不妊症の原因の13・5％ほどは、勃起ができない、射精ができないなどの性機能障害です。それぞれの状況に応じた治療を行います。

①勃起障害

脊髄損傷、糖尿病などの病気がある方や、精神的に性交渉がうまくいかない場合に、勃起障害が起こることがあります。射精前になえてしまうのも、勃起不全のひとつです。勃起不全薬（バイアグラなど）で改善するようであれば、内服で治療を行います。それでも勃起がうまくいかないときは、ＴＥＳＥで精子を回収します。

②逆行性射精

神経の病気や糖尿病の悪化で、精液がペニス先端から出ず、膀胱《ぼうこう》内に出てしまうことがあります。これは、内服薬で改善する可能性があります。薬で改善できないときは、膀胱内に培養液を入れた後で射精し、その後に排尿する、という形で精子を回収することができます。

③射精障害

勃起はするが射精ができない、また膣内で射精がどうしてもできない、というケースです。

マスターベーションで射精ができ、その中に精子がいるのであれば、人工授精や体外授精で妊娠を望めます。どうしても射精できないときは、ＴＥＳＥで精子を回収します。

不妊症にかかる費用

不妊症は高額な自費診療と考えられがちですが、そうではありません。ＴＥＳＥやＭＥＳＡおよび精路再建術といった手術や、遺伝子異常を調べる検査、一部の薬は自費診療になりますが、日常の診察や検査、精索静脈瘤手術は、基本的に健康保険の適応になります。

ＴＥＳＥやＭＥＳＡの手術は自費診療にあたりますが、特定不妊治療の助成対象になります。お住まいの各市町村の役所で用紙をもらって申請すると、1回の手術に対して30万円の助成金になります。２０２１年度から年収の限度額が撤廃され、手術を受けた方は誰でも助成金が受け取れるようになりました。

ただし、助成は認定施設での手術に限られます。名古屋市内の認定施設は4施設で、名市大病院と西部医療センターの泌尿器科がそれに含まれています。

２０２０年に日本国内で生まれた赤ちゃんは、84万人ほど。年々減少の一途をたどっています。戦後の第一次ベビーブーム時は、年間２７０万人の赤ちゃんが産まれていました。

この〝超〟少子化時代に、お子さんが欲しくてもできない原因の半分が、男性にあります。お子さんがほしいのになかなか妊娠しないときは、躊躇《ちゅうちょ》せず男性不妊症の診察を受けるように、ご家族からも勧めてあげてください。

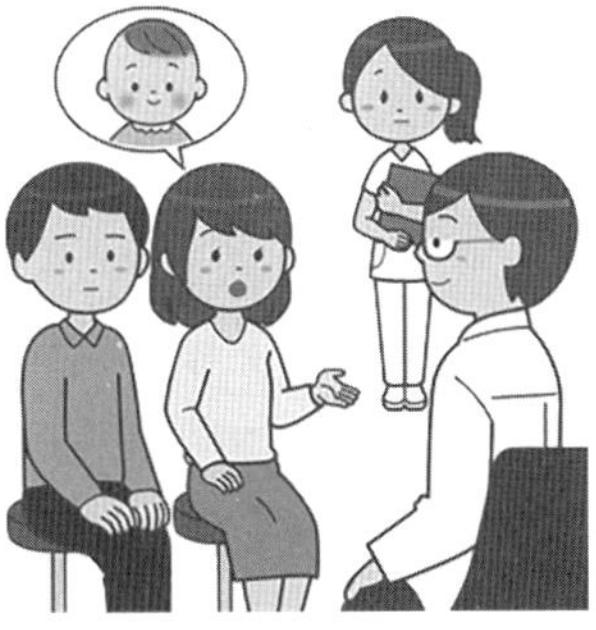

まさか私が帝王切開に!?

医学部附属西部医療センター　周産期医療センター長　西川 尚実

お産の方法には、いわゆる下から（経《けい》腟《ちつ》分娩）と手術（帝王切開分娩）の2種類があり、日本では帝王切開の割合が増加しています。誰でも帝王切開になる可能性がありますが、帝王切開に関する書籍は多くありません。妊婦さんやそのご家族の参考になれば幸いです。

つい先日の症例

当院は周産期センターとして、他院からの母体搬送をお受けしています。

とある土曜日、妊娠29週の妊婦さんが、急な腹痛でかかりつけの産婦人科クリニックを受診しました。それまでの経過は順調でした。血圧は１７０／１１０mmHgと上昇し、タンパク尿も（４＋）と多く出ていました。胎児の心拍数をモニタリング検査すると、赤ちゃんは「元気がある」とはいえない状態であったため、直ちに救急車で当院へ運ばれてきました。

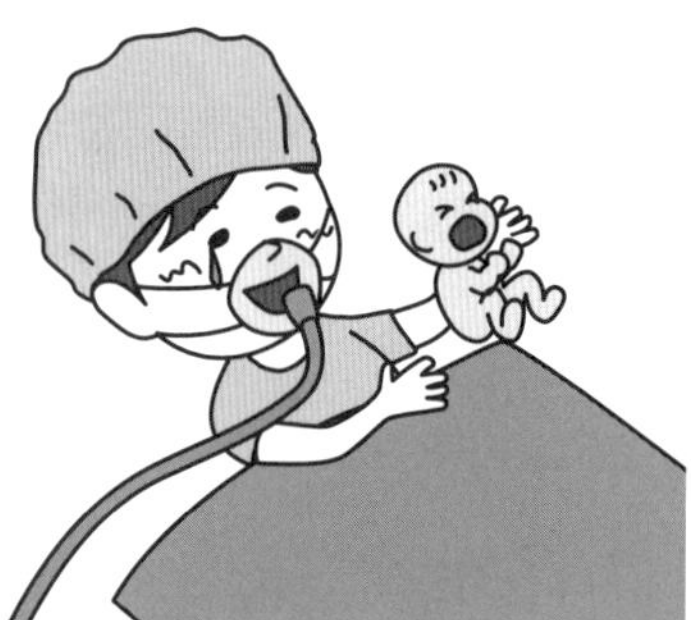

その妊婦さんのお腹は、陣痛とは違って周期性のない、「板状硬」といわれるカチカチな状態になっており、超音波検査をすると、赤ちゃんの心音はゆっくりに。胎盤の近くには、血の塊が見えました。重症妊娠高血圧腎症に伴う常位胎盤早期剥離《はくり》と診断し、「超緊急帝王切開」を行いました。出てきた赤ちゃんは呼吸をしておらず、心拍も確認できませんでしたが、新生児科の先生の懸命な蘇生にしばらくした後反応し、一命をとりとめました。

このように、母子の状態が突然急変して一刻を争うようなとき、帝王切開が行われますが、ほかにはどのような場合に帝王切開が行われるのか、この後述べていきます。大きく分けると、母体適応（お母さんに原因がある場合）と胎児適応（胎児に原因がある場合）があります。複数の理由が重なって帝王切開を行うこともあります。

お母さん側の理由による帝王切開

母体適応で一番多い理由は「既往帝王切開」です。帝王切開での出産経験がある人が経膣分娩を試みると、約0・5％の頻度で子宮に切開を入れた部分が裂けてしまう「子宮破裂」が起き、母子ともに重篤な合併症をきたすことがあります。したがって、分娩が開始する前に予定帝王切開を行います。時期としては妊娠38週前後、つまり分娩予定日の2週間前あたりに予定することが多いでしょう。

胎盤の位置が異常な場合も、帝王切開となります。胎盤の一部が子宮の下の方

図表1　前置胎盤と低位胎盤

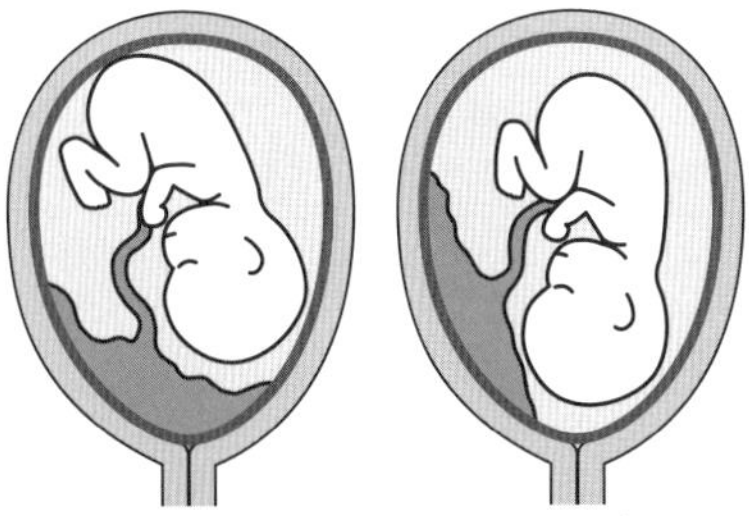

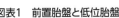

に付着して子宮口を覆ってしまう「前置胎盤」（図表1）では、胎盤が赤ちゃんより下にあるので経膣分娩ができません。妊娠中に突然多めの出血が起こり、入院になることもあります。帝王切開の際の出血も通常より増えやすいので、あらかじめ自分の血液を輸血用に採取しておき、手術に臨みます。

低位胎盤は子宮口にはかかっていないけど子宮口と胎盤の下縁が2cm以上離れていない場合です。前置胎盤ほどではないですが、出血が増えやすく、こちらも帝王切開になります。このほか、子宮筋腫を合併していて赤ちゃんが産道を通過できないときや、過去に筋腫を切除する手術を受けた場合も、帝王切開が必要となります。

血圧が高いときにも、帝王切開を行うことがあります。妊娠中にお母さんが高血圧になる「妊娠高血圧症候群」は、全妊娠の7～10％に発症します。特に収縮期血圧が160mmHg以上か拡張期血圧が110mmHg以上の重症型では、肝臓や腎臓の障害やけいれん発作（子癇《しかん》）など、さまざまな合併症がお母さんに起こります。赤ちゃんには、発育遅延や心音低下といった状態が起こり得ます。

妊娠高血圧症候群の原因は、妊娠そのものです。妊娠週数が早くても、血圧のコントロールがうまくいかないときや赤ちゃんに元気がない場合は、帝王切開でお産をして妊娠を終わらせることが治療となります。妊娠10カ月の満期で赤ちゃんが成熟しており、高血圧が薬などで落ち着いていて、赤ちゃんの心音も良好である場合には、経膣分娩を目指して分娩誘発をすることも可能です。

【妊娠高血圧症候群の危険因子】

- 年齢が40歳以上
- 肥満（BMI25以上）
- 初産婦
- 高血圧／甲状腺機能異常／糖尿病／原発性腎疾患・SLE（全身性エリテマトーデス（自己免疫疾患のひとつ））などの合併症
- 多胎妊娠

「常位胎盤早期剥離」は、通常であれば赤ちゃんが産まれた後に子宮壁からはがれて出てくる胎盤が、産前に突然はがれてしまうことです。胎盤が剥離すると、その程度に応じて赤ちゃんへの酸素供給が滞ってしまうだけでなく、子宮内で多量に出血し、出血を止める〝凝固〟という機能にも異常が出て、母子ともに重篤な障害が起きるリスクが高くなります。冒頭の症例のように、直ちに緊急帝王切開が行われます。妊娠高血圧症候群に伴いやすい傾向にありますが、予知と予防は困難で、全分娩の0・3〜0・9％にみられます。

赤ちゃん側の理由による帝王切開

胎児適応で帝王切開が必要になるケースで多いのが、「胎位異常」と「胎児機能不全」です。

「胎位」は、子宮内での赤ちゃんの位置のことです（図表2）。頭が下になっている「頭位」が正常で、頭以外が先に出てきてしまうような状態が「胎位異常」です。「骨盤位」はいわゆる逆子のことで、赤ちゃんのお尻や足が下にあり、全分娩の3〜5％を占めます。妊娠中期では30〜50％と頻度は高いのですが、大部分が妊娠後期に向けて自然に頭位へと直っていきます。帝王切開の当日に逆子でなくなっていた！ということもたまにあるので、手術当日も向きをチェックします。

条件がよければ、骨盤位でも経腟分娩を試みることがありましたが、一番大きな頭が最後に出てくること、破水時に臍帯《さいたい》※1脱出や臍帯下垂のリスクもあることか

図表2　胎位

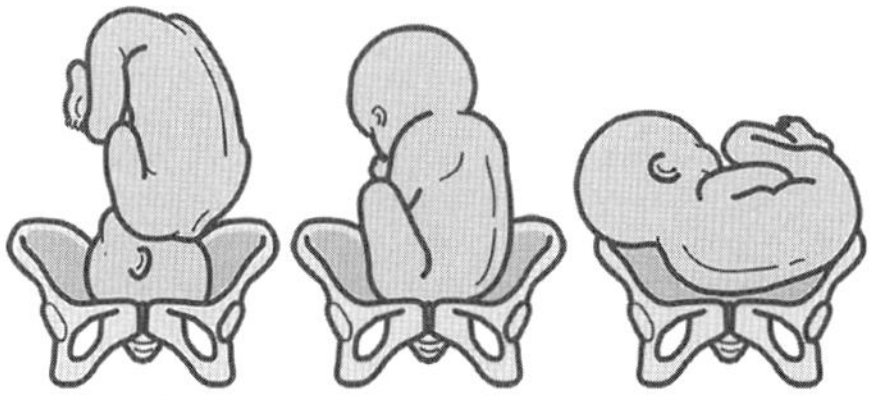

【逆子の原因】

（母体側の原因）
・子宮奇形や子宮筋腫といった子宮の形態異常
・前置胎盤や低位胎盤といった胎盤異常
・骨盤が狭い

（胎児側の原因）
・早産
・多胎妊娠
・羊水過多

しかし、これらの原因があるものは骨盤位全体の一部にすぎず、多くは原因不明です。

ら、現在では、骨盤位は帝王切開が安全とされています。
赤ちゃんが横向きになっている「横位」も胎位異常であり、帝王切開が必要ですが、最終的には自然と頭位か骨盤位になることが多いです。

「胎児機能不全」とは、胎児の心拍モニタリング検査で〝赤ちゃんが元気であると確認できない状態（non-reassuring fetal status）〟のことを指します。「胎児心拍数波形のレベル分類」という基準に従って心音を評価し、レベル4〜5に相当するときには、※2帝王切開を含む「急速遂娩《きゅうそくついべん》」を行うことになります。具体的にいうと、〝赤ちゃんの心音がある程度の時間または陣痛の後にくり返し※3徐脈《じょみゃく》になり、そのままでは赤ちゃんの健康が脅かされる可能性があるものの、子宮口の所見などからすぐにお産にならないと判断される場合〟は、緊急帝王切開に切り替えます。

以前はこのような状態で生まれてくる赤ちゃんを「胎児仮死」「胎児ジストレス」と呼んでいましたが、モニタリングで元気であることが十分確認できなかった赤ちゃんも、実際帝王切開をして出てくると元気なことがほとんどで、「仮死」という強い言葉は最近使われなくなりました。

多胎妊娠でも、帝王切開をする場合が多くなってきています。以前は双胎（双子）の場合、お母さんと2人の赤ちゃんの状態に問題がなく、先に産まれてくる子が頭位の場合は、よく経膣分娩にしていました。しかし、1人目が産まれた後に2人目の心音が遅くなって胎児機能不全となったり、向きが急に変わって横位

※1 臍帯脱出・臍帯下垂 破水して臍帯（へその緒）が胎児より先に子宮口からはみ出してしまうのが「臍帯脱出」、臍帯が胎児よりも下方にあるのが「臍帯下垂」。

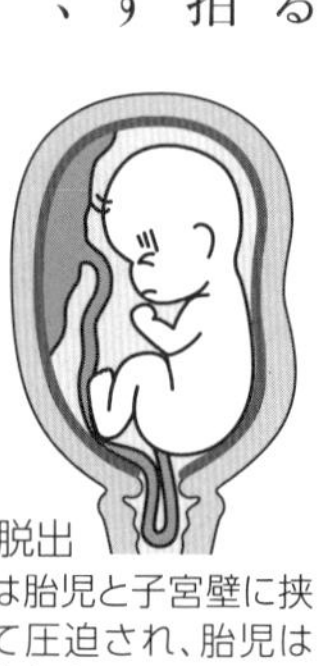

臍帯脱出
臍帯は胎児と子宮壁に挟まれて圧迫され、胎児は低酸素血症となる

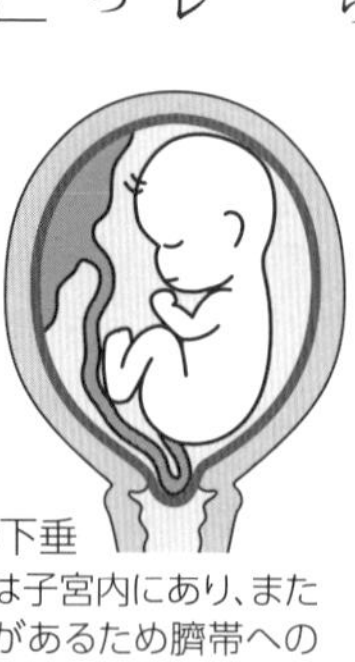

臍帯下垂
臍帯は子宮内にあり、また羊水があるため臍帯への圧迫はほとんどない

※2 子宮口が全部開いていれば鉗子分娩または吸引分娩も選択可能。

※3 徐脈 脈拍数が基準より遅くなること。

になったりすることがあります。最近では、より安全に双胎を分娩するため、帝王切開を行う施設が増えています。
そのほか、
・赤ちゃんの発育がゆっくりな「胎児発育遅延」
・お腹の中で赤ちゃんになんらかの病気が見つかって、経膣分娩では負担が強いと判断されるとき
・エコーで測定した赤ちゃんの推定体重が大きくて、巨大児であると疑われるとき
・レントゲンで、お母さんの骨盤が狭くて赤ちゃんの頭が通れなさそうなとき
（児頭骨盤不均衡）
などの場合にも、帝王切開を行います。

緊急帝王切開について

予定帝王切開にする理由がなければ、陣痛を待つことになります。陣痛や破水などで分娩が始まってからの経過中に、急遽帝王切開になる可能性はどのくらいあるのでしょうか？

当院は周産期センターで、もともとリスクのある方の割合が、一般病院に比べて高めです。分娩全体の中で、帝王切開の割合は28～32％くらいです。分娩開始後の緊急帝王切開の割合はその中の約3割なので、全分娩の約8～10％が緊急帝王切開ということになります。予定帝王切開の方を分母から除くと、約10～12％の方が、

経膣分娩のつもりだったのに帝王切開になっている、という計算になります。

緊急帝王切開になる理由としては、胎児機能不全のほかに以下のような状況が挙げられます。

①分娩遷延・分娩停止：陣痛が10分間隔になった時点から、初産婦の場合は30時間以上、経産婦の場合で15時間以上経過しても赤ちゃんが生まれない場合。

②回旋異常：胎児はお母さんの骨盤の形に合わせて回旋しながら下降していくが、この回旋に異常が起こること。

③前期破水による羊水過少や子宮内感染

①、②で陣痛が弱くなっている場合には、妊婦さんの同意を得たうえで陣痛促進剤を使用します。しかし、十分陣痛がきているのに子宮口が開かない、または赤ちゃんが降りてこないという場合もあります。赤ちゃんが外に出ようとする回旋の動きに異常が生じ、本来とは違う向きで骨盤を通ろうとする結果、時間がかかって胎児心音にも異常が出てきている、という場合には、帝王切開が必要となります。

破水後に細菌が羊水へ入って子宮内に感染してしまうと、母体が発熱し、血液検査でも炎症反応がみられることがあります。お産の進み具合によっては、慎重に経膣分娩をすることになりますが、時間がかかりそうなときは緊急帝王切開を行います。

図表3　胎児の回旋

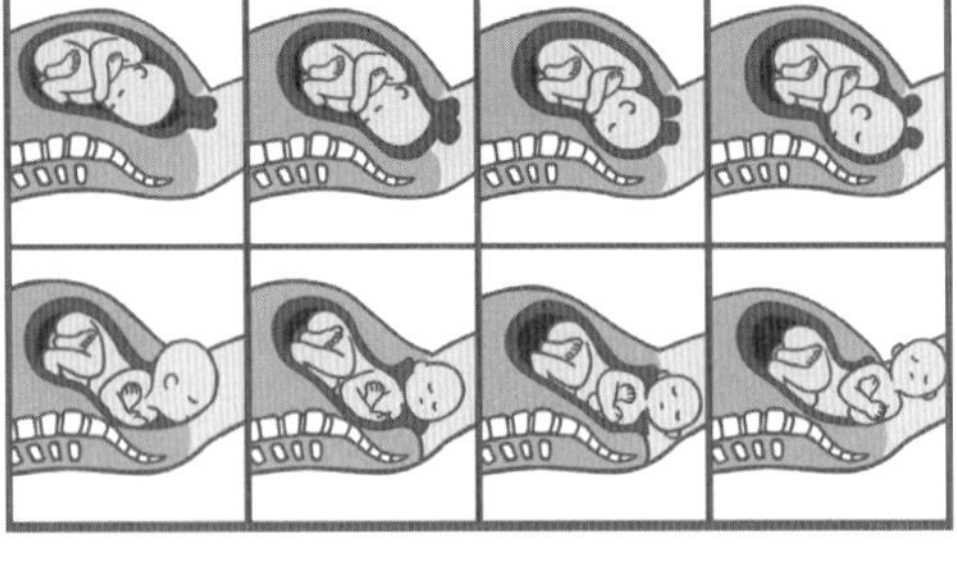

正常では第1回旋であごを胸にひきつけるようにうなずき、第2回旋で後頭部が母体前方に向かうよう回転し下降、第3回旋で児頭が反屈しながら娩出されます。第2回旋の異常に「低在横低位」と「後方後頭位」があります

われわれの施設では、週に2、3回ほどこのような状況が起きています。妊婦さんにとっては一生に一度の大ピンチ！でしょう。お産の状況とお母さんと赤ちゃんそれぞれの状態を見極め、早すぎず遅すぎずのよいタイミングで、テキパキと準備していくのが、私たち産科スタッフの使命です。

お産の主役は妊婦さんですから、可能な限りご意向を伺い、陣痛で余裕がない中でもできるだけ丁寧に説明をします。妊婦さんの気持ちがついてこられないこともあるので、そのような場合には、産後落ち着いてから改めて、お産の経過や帝王切開が必要になった理由などをゆっくり説明します。

帝王切開の流れ

もともと入院していた妊婦さんが帝王切開になる場合を除いては、手術の前日に入院し、夕食後以降は食事を摂らず、寝る前に下剤[※4]をのみます。水分は当日朝まで摂取可能です。

点滴で水分と抗生剤を投与し、手術室に入ります。血圧計と心電図モニター、酸素飽和度をチェックするパルスオキシメーター、両下肢には血栓症予防のためのフットポンプ（間欠的空気圧迫装置）を装着します。手術室には産婦人科医師、麻酔科医師、小児科医師、手術室看護師、助産師がおり、それぞれの担当業務を分担して円滑に進めていきます。

麻酔は脊椎《せきつい》麻酔（脊髄くも膜下麻酔）が一般的ですが、硬膜外麻酔や全身麻酔

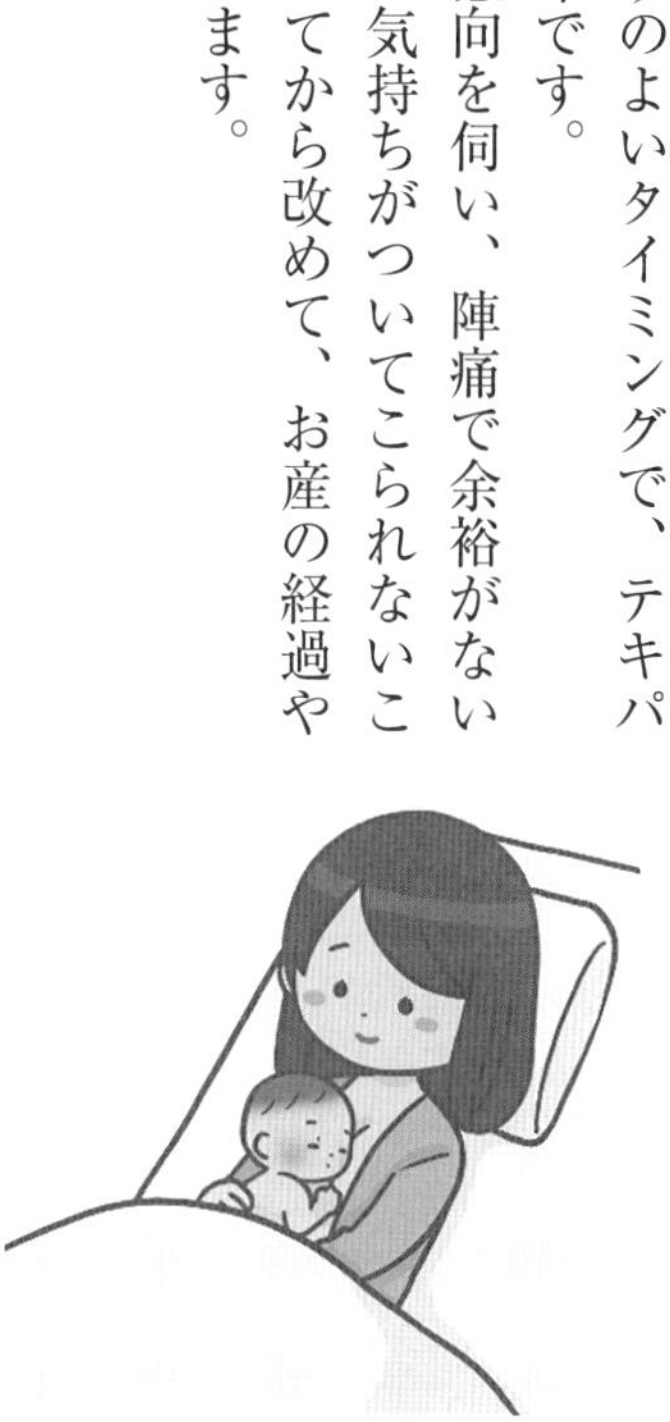

※4 手術時に便がたまっていると手術が行いにくく、術後に腸閉塞になることもあるため、開腹手術で事前に行う処置。

での手術もあります。脊椎麻酔では下半身の痛みや温度の感覚がなくなりますが、意識はあるので、赤ちゃんの産声が聞けて、初対面とタッチができます。手術が始まってから、赤ちゃんが出てくるまでは5～10分程度。トータルで1時間もかからずに終わります。

病室に戻った頃は、まだ麻酔が効いているので痛くありません。麻酔後3時間くらいしてから、足が動くようになり痛みを感じるようになってくるので、鎮痛剤を定期的に使用していきます。当日はベッド上で過ごし、翌日からは食事を開始して、少しずつ離床できるように座ったり歩いたりしていきます。術後7日目前後の退院が一般的ですが、貧血や血圧の状態によっては延期することもあります。

帝王切開後の経膣分娩（VBAC）

帝王切開を受けたお母さんが次の妊娠で経膣分娩を試みることをTOLAC（trial of labor after cesarean）といいます。無事に経膣分娩できた場合を、VBAC（vaginal birth after cesarean）といいます。子宮破裂のリスクがあることは前述しましたが、VBACが可能であれば、帝王切開のリスクを回避して、産後に早く回復することができます。

子宮破裂の危険性は低いとはいえ、予知することが難しく、いったん破裂するとお母さんも赤ちゃんも重篤な状況になり得ます。この場合は迅速な帝王切開が必要なため、小児科の先生が常時対応してくれる施設でなければ、TOLACを

図表4　TOLACの条件

1	産科的に経膣分娩が可能
2	以前の帝王切開が、子宮下部横切開で行われている
3	以前切開した場所に痛みがなく、子宮壁の厚みが保持されている
4	帝王切開が1度のみで、術後感染などのトラブルが起きていない
5	赤ちゃんの推定体重が2000～4000g
6	以前の帝王切開から、分娩予定日が2年以上経過している
7	本人、配偶者ともに強い希望がある

受け入れることはできません。当院ではTOLACが可能な条件を図表4のように定めて対応しています。

もちろん条件を満たしていても、不成功、すなわち帝王切開になるケースもあります。当院での成功率は約7割です。不成功となるのは、予定日が過ぎたり破水が起きたりしたのに陣痛が来ない、または弱くて分娩が進まないケースと、胎児機能不全が起こってしまうケースです。前回の帝王切開のときに子宮につけた創《きず》に影響しないよう、陣痛促進剤の使用を控えているので、やむを得ない部分があります。

帝王切開もちゃんとしたお産です

1人の女性が産む子供の数は減っており、お産がスムーズに進む経産婦さんよりも、初産婦さんの割合が増えています。くわえて高年妊娠（出産時35歳以上の妊婦）も年々増えており、現在では4人に1人が高年妊娠です。よって、妊娠高血圧症候群や胎盤の位置異常、筋腫合併になる方が増え、帝王切開の比率は今後も増えていくと考えられます。覚えておいていただきたいのは、妊娠の経過中または陣痛で入院した後に帝王切開が必要といわれることは、誰にでもあるということです。

帝王切開も、立派なお産です。相当がんばって赤ちゃんを守ってあげたお産ともいえます。「帝王切開になっちゃった」「下から産めなくて残念」…。そんなことはまったくありません。母子にとってベストな選択をしたと、胸を張っていただけたらと思います。

【帝王切開手術の同意書】

手術を行うときには説明と同意、インフォームドコンセントが必要です。「説明同意書」には、手術の名称から、その必要性、手術の合併症についてまで、たくさんのことが書いてあります。

その中には「出血多量のときには輸血を行うことがあります」「血栓症のリスクがあり生命に関わることがあります」「やむを得ず子宮を摘出することがあります」などかなり確率は低いものの、恐ろしいと思うような説明があります。帝王切開だけでなくお産は命がけであるという側面はありますが、「怖い！」という気持ちは持たずがんばった先に赤ちゃんに会える喜びが待っていると、前向きに臨んでいただきたいです。

安心して暮らせる環境を実現する医学
～「衛生学」は社会を通して私たちのいのちを守ります

医学研究科環境労働衛生学　教授　上島　通浩

「環境労働衛生学」を研究室名としてかかげる私たちの研究室では、「環境要因、労働要因に関する病気予防のエビデンス」を明らかにし、社会に役立てることを目指しています。衛生学者である私たちの役割をお話しします。

病気になる不安をとりのぞく医学 ―衛生学―

医学部には、内科、外科、産婦人科、小児科などの患者さんを診察・治療する「臨床医学」だけでなく、解剖学、細菌学、免疫学などの「基礎医学」という専門分野があることをご存じの方は多いでしょう。しかし、私の専門である「衛生学」が何かは、ほとんど知られていないと思います。

衛生学は「生を衛《まも》る学問」を意味します。医学部の中では基礎医学の中の「社会医学」というグループに属します。その守備範囲はきわめて広く、時代の進歩とともに変化してきました。衛生学は、私達のまわりの環境中にある病気の原因

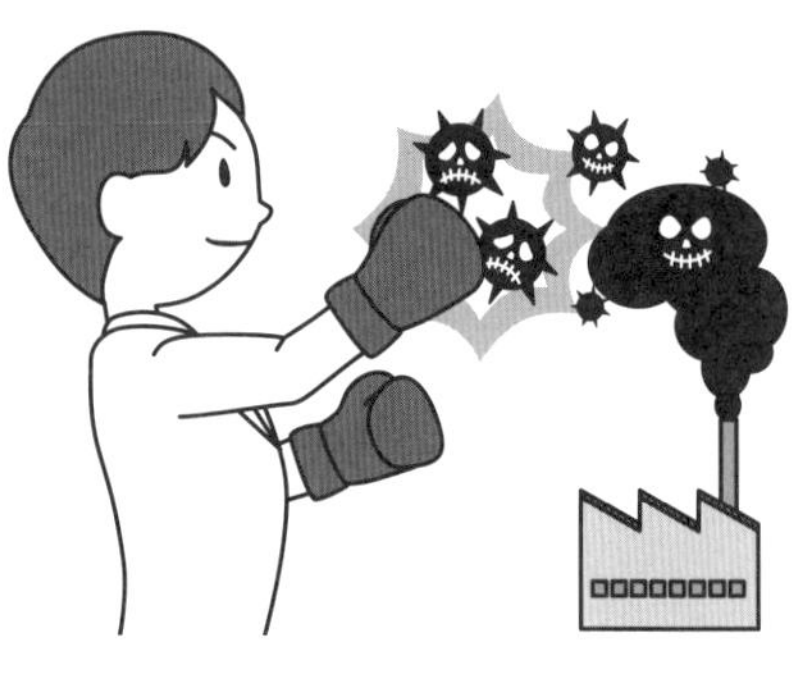

を明らかにし、対策を探る病気予防の医学です。

予防医学の研究は、日本の医学部では主に、衛生学、公衆衛生学を担当するふたつの研究室を中心に行われてきました。「公衆衛生」という言葉を耳にされることがあると思いますが、意味は予防医学とほぼ同じです。学問としての公衆衛生学はアメリカに起源のある予防医学、衛生学はより古くドイツに起源のある予防医学、とここでは申しあげておきましょう。

名市大の私の研究室は、名前を「環境労働衛生学」としています（写真1）。人々の生活する環境や職場が病気の原因とならないよう道すじを示す、「環境衛生学」と「労働衛生学」が研究の中心領域であることを示しているのです。

人々の命を守るためには社会に働きかけることが必要

読者の皆さんは、健康を守るために日々、さまざまなことを心がけているはずです。食事の栄養バランスを考える、しっかり睡眠をとる、運動を生活にとりいれる、タバコを吸わない（未成年の方は、タバコを吸う大人にはならないでください）といったことは、改めて説明するまでもないと思います。でも、健康は個人の努力だけで守ることができるでしょうか？　答えは「否」です。

もし、皆さんの家の近くに工場があって、その煙突から出る煙のせいでぜんそくになったらどうでしょうか？　もし、水道の水が汚れていて、そのせいでお腹が痛くなるとしたら？　スーパーで売られている肉や魚、加工食品などで食中毒

写真1　著者の研究室がある研究棟の案内看板

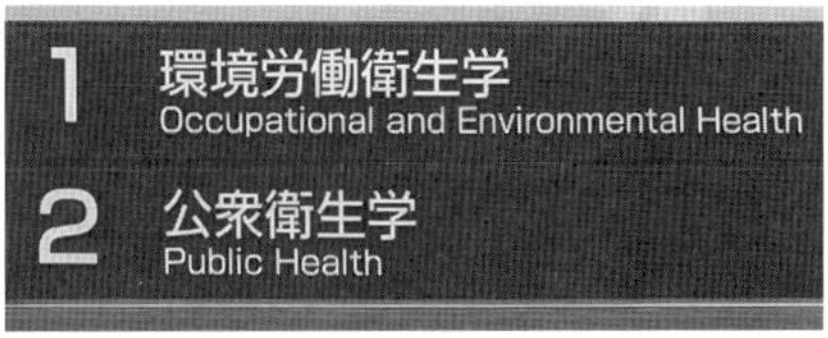
1
環境労働衛生学
Occupational and Environmental Health
2
公衆衛生学
Public Health

がしばしば起きたら？　働いている工場で扱う化学物質を吸い込んでがんになってしまったら？

21世紀の日本ではこのようなこと、すなわち環境が原因となる病気はめったに起きませんが、産業革命後の明治、大正、昭和の前半、ざっくりいって1970年頃までは、そういう病気が今よりずっとしばしば起きていました。こうした病気を個人の努力だけで防ぐことはできません。社会のルールづくりが必要です。

もっとも効き目のあるルールは、法律による管理です。わが国をはじめ先進諸国は、法による強制力の高いとりくみを積極的に行ってきました。その結果、日常生活の中で環境による病気にかかる心配が少ない社会になりました。ただしルールを作るには、そのルールを守れば病気が減るという科学的な証拠や、ルールを守るための行動の内容も、合わせて示す必要があります。それが、衛生学者が果たすべき役割です。

衛生学の最初の課題は感染症

人々がかかる病気は、社会のありさまを反映します。古くは世界中で、また、経済的に低所得のまま取り残されている発展途上国では今でも、感染症が最大の健康課題です。もっとも、新型コロナウイルス感染症の世界的な大流行は、先進国において今でも、感染症が最大の公衆衛生課題となり得る、という現実を私た

【公害病および職場環境による職業病発生の歴史（一部）】

1888年（明治21年）
三池炭鉱の炭鉱夫のじん肺発生が医学論文として報告され、国によるじん肺対策の出発点となる

1891年（明治24年）
足尾銅山鉱毒問題の国会提起

1916年（大正5年）
名古屋で染料工場の悪臭や、製陶工場の農作物被害への反対運動が起きる

1955年（昭和30年）
イタイイタイ病が社会問題化

1956年（昭和31年）
水俣病の発生を公式に発表

1958年（昭和33年）
ビニルサンダルを製造する内職者のベンゼン中毒多発が社会問題化

1961年（昭和36年）
四日市市にぜんそく患者が多発

1964年（昭和39年）
第二水俣病患者を発見

1971年（昭和46年）
名古屋地域が公害対策基本法による大気・水質・騒音総合防止計画の地域指定を受ける

2005年（平成17年）
アスベスト（石綿）取り扱い工場およびその周辺での健康

ちにつきつけました。こうした感染症の対策立案においては、感染症疫学を研究テーマとする衛生学者が、ウイルス学や細菌学の専門家とともに活躍しています。

感染症の予防に関していえば、上水道や下水の未整備も、世界における重要課題のひとつです。２０１５年、ニューヨークの国連本部で開かれた「国連持続可能な開発サミット」では、翌16年から30年の15年間で世界が達成すべきゴールが「持続可能な開発目標（ＳＤＧｓ《エスディージーズ》）」としてかかげられました。そのうちの「目標６」は、「安全な水とトイレを世界中に」です。これは立派に衛生学の課題のひとつです。

水による病気は感染症だけではありません。アジアの多くの国々では、天然に存在するヒ素※1などの重金属による飲み水の汚染のために、多くの人の健康がむしばまれています。中毒を研究テーマとする衛生学者により、実態把握と予防の取り組みが進められています。

公害病・職業病などの対策から「リスク」の管理へ

社会が発展し、感染症をある程度克服すると、安い人件費や原材料費を求め、世界中から工場が集まってきます。すると、工場の操業にともなって、職業病や公害病が多発します。製品の値段を安く抑えるために、コストのかかる安全対策、環境対策がしっかり行われず、工場内の危険が放置され、工場外には環境汚染物質がたれ流しにされるからです（写真２・３）。工場は、いつ起こるかわからない職

被害患者の多数発生が社会問題化（クボタショック）

２０１２年（平成24年）
校正印刷会社での胆管がん発生が社会問題化

※1　たとえばバングラデシュのガンジス川流域。大河に挟まれた地形の影響などから、この地域には、自然界のヒ素を含む土壌が堆積する。汚染された地下水を飲んだ住民がヒ素中毒やがんを発症し、２０００年頃では３千万人の潜在患者がいたとされ、現在も世界最大のヒ素汚染国となっている。

業病や公害病を予防するためのコストと、人が死亡したときの補償金額や企業が社会的に受けるダメージとを、たとえ無意識にであっても天秤にかけます。死亡補償は、被害者が一生涯にかせぎだす金額をベースに行われるため、人件費が安い社会では命の値段が安く見積もられるのです。「人間はみな平等で、ひとの命の価値は世界中どこでも同じ」というのは人類の理想ですが、現実はそうではありません。

そして、人件費の安い国では、安全対策や環境対策を工場にとらせるルールも未発達です。ルールがあっても形式的で、それを守らせるようという強制力がしっかりとは働きません。

このような状況を改善するためには、工場の存在を前提に、どの部分で、どのような対策をとれば病気の発生を防げるのか、つまり、病気の発生状況の科学の目で評価することが必要です。この領域では、化学物質の毒性を研究テーマとする衛生学者が中心的な役割を果たしてきました。

社会がさらに発展すると、このような問題が、すべてではないにせよ、かなりの部分で解決されてきます。わが国では、1980年代以降のことでした。こうなると、職業病や公害病、あるいは工業製品の利用による健康被害が現れる前の段階で、危険の芽をつみ取ることに努力が払われるようになります。つまり、「この芽はやがて大きな葉となり、大きな日かげ（病気）を生む可能性があるから、早く大きくなりそうなところから、優先順位をつけて順につみとろう」と、未来

写真2　タイのアスベスト建材工場の様子①

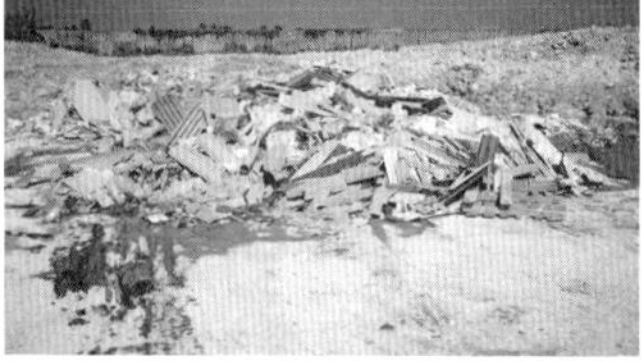

廃材が野ざらしにされている

（①②とも1999年筆者撮影）

写真3　タイのアスベスト建材工場の様子②

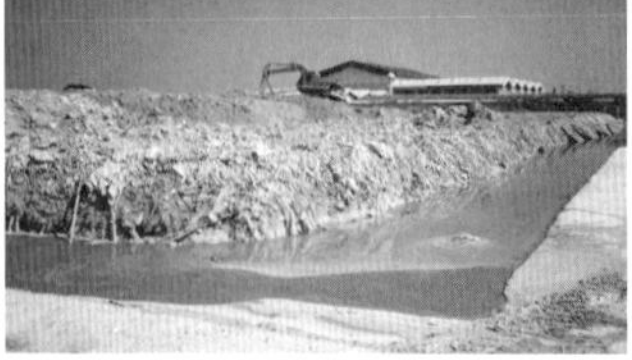

パワーショベルでの廃材粉砕時、風がふくとアスベストの粉じんが周囲に飛散する

を予測して対策を行うようになるのです。文明的な生活は後戻りできませんので、生活の利便性を保ちつつ、危険を最小にすることをめざします。

こうした行動を「リスクの管理」と呼びます。化学物質や廃棄物の適切な管理は、先に述べたSDGsの「目標12（つくる責任、使う責任）」としてもかかげられています。化学物質による病気の予防は、衛生学の課題です。典型的な職業病や公害病の調査研究から得た知見をもとに、工場内の、そして私たちの一般生活環境におけるさまざまな規制や基準値を設定していきます。国などが行政的に環境目標値を設定する際には、人の健康を扱う衛生学者が、工学など他分野の専門家とともに検討に参加しています。

こうした仕事は一般の方の目にはとまりにくいので、医学、あるいは医師の仕事として見えにくくなっているかもしれません。これを担える医師が大きく減ってきていますので、後継者の養成は私たちの重要な課題です。

有機溶剤中毒の予防

衛生学者である私の研究内容を、ひとつ紹介します。「有機溶剤」による、中毒・病気のリスク管理のための研究です。「有機溶剤」というより「シンナー」と呼んだ方が、ピンとくる人が多いかもしれません。気化しやすく、ぬれてもすぐに乾く、あの匂いの強い液体を思い起こせると思います。

【シックハウス症候群】

有機溶剤中毒の大半は職業性の中毒だが、有機溶剤成分などの揮発性有機化合物（VOC）が典型的な中毒を生じる濃度より低い濃度で存在する室内環境で、体調不良が生じることがある。住宅などの新築または改築後に、目や鼻・のどへの刺激、頭痛、倦怠感などのさまざまな症状が生じ、症状と場所との関係が明白で、アレルギーなどほかの病気ではない場合に、「シックハウス症候群」と診断される。欧米では「シックビル症候群」という用語が一般的。

原因としては化学物質に加え、ダニやカビ、心理的要因をはじめ複数の要因が関与している場合がある。ホルムアルデヒド、トルエンなど13物質について、厚生労働省は「室内空気中化学物質の室内濃度指針値」を設定し、管理する目安を示している。指針値のない物質により、シックハウス症候群が生じる場合も知られている。

実は「シンナー」という呼び名は物質の名前ではなく、「うすめ液」の意味です。油を溶かしやすく、乾きやすい性質を利用して、ペンキやインクを薄める使い方はシンナーの意味そのものですが、ゴムなどを溶かしたり、油よごれを洗い流したりするためにもよく使われます。

特定の有機溶剤成分を日常的に使う会社などでは、気化した有機溶剤を吸い込んで病気にならないように、特別な健康診断を年2回行うことが法律で決められています。日本全国で約70万人が、この健診を受けています。

有機溶剤に触れる人の健康への影響としてよく知られているのは、鼻やのどがつんつんする刺激作用や、ぼーっとしたり集中力が落ちたりする麻酔作用、気体を吸い込むことによる気分不良や吐き気、液体が手についた場合に見られる手荒れです。

有機溶剤成分によって、特有の毒性もあります。たとえば「ベンゼン」(石油ベンジンとは別の物質です)では貧血や白血病、「ヘキサン」では手足がしびれて力が入らない末梢《まっしょう》神経障害、「四塩化炭素」では肝臓の障害が生じます。

次の章以下では、「トリクロロエチレン」による中毒について説明します。トリクロロエチレンは国のPRTR[※2]制度で大気中への届出排出量が上位10物質(年間約2500トン)に入り、私たちが吸う室内外の空気の中に、ごく低い濃度ですが普通に存在しています。その大気の環境基準値の設定根拠には、衛生学としての職業病予防の研究成果が活かされており、ここまで述べてきたすべての内容が当てはまります。

※2 PRTR制度
人の健康や生態系に有害なおそれのある化学物質について、使用する企業などが環境中への排出量を国に届け出し、国は全国の排出量などを集計して公表する制度。

トリクロロエチレンとは

日本の工場の海外移転が始まる１９７０年代までは、金属を削ったり穴をあけたりして部品をつくる大小さまざまな規模の工場で、必ずといってよいほどトリクロロエチレンが使われていました。金属を加工するとき、摩擦を少なくする潤滑剤として油（切削油）を使うと、油で製品がべとべとになります。これを加熱した液体のトリクロロエチレンで洗い流すと、洗い落としがなく、すぐにトリクロロエチレンが気化して、製品が錆《さ》びずにピカピカに乾くので、たいへん都合がよいのです。

トリクロロエチレンは、製造業が引っぱる高度経済成長ニッポンを支えた有機溶剤でした。しかし、大量に使われて、工場内でこぼれることなども多かったのでしょう。昔の工場跡地で地下水を調べると、今でもトリクロロエチレンで汚染されているという、負の遺産も残しています（写真４）。

トリクロロエチレンは、その高濃度のガスを吸い込んで頭がボーッとして倒れる事故が多発し、また発がん性が確認されたために、毒性が強い有機溶剤として、厳しく管理することが法律で求められています。

２０１４年、国際がん研究機関（ＩＡＲＣ）は、トリクロロエチレンを「ヒトでの発がん性の証拠が十分な物質」に認定しました。根拠となった論文では、トリクロロエチレンを吸って酔っぱらったり頭が痛くなったりする可能性のある仕事で、腎臓がんの発生が問題になると指摘されています。

写真4　トリクロロエチレン検査の様子

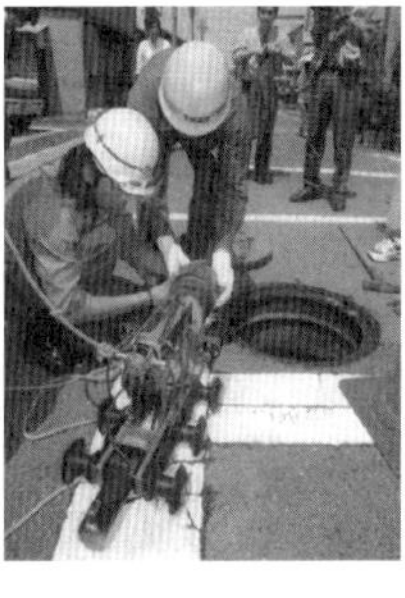

近隣の工場で高濃度のトリクロロエチレンが検出された地域の水質調査をする名古屋市職員（=名古屋市西区で、1998年撮影）

トリクロロエチレンによって生じる「薬疹」

近年、専門書に書かれるトリクロロエチレンの毒性のひとつに、重症の薬疹、すなわち、薬の副作用として皮膚に発疹がでる病気とそっくりの中毒症状が加わりました。病気の原因がトリクロロエチレンであることは、私たちの研究によって初めて証明されたのです。

この中毒性の病気は、「トリクロロエチレンによる過敏症症候群」といいます。まず、起こり方や症状には、ほかの多くの有機溶剤中毒とは違う特徴があります。この病気は、仕事でトリクロロエチレンを使い始めて平均1カ月で起こります。病気になるかならないかは、アレルギー同様、人によって大きく異なり、大部分の人は同じ仕事をしていても病気になりません。[※3]「ヒト白血球抗原（HLA）-B*13：01」という遺伝子をもつ人は病気になりやすいのですが、この遺伝子を持たない人でも発病します。

症状は皮膚の発疹（写真5）に加え、発熱や喉の痛みなどで始まります。風邪のような症状が出た後に皮疹が出る場合もあり、風邪薬を飲んだ後での皮疹は、薬の副作用の「薬疹」と判断される可能性もあります。しかし、実際の原因は仕事で扱うトリクロロエチレンであるため、そのまま仕事を続けると、症状は悪化し、とても危険です。

重症の薬疹[※4]と同様にリンパ節が腫れ、あっという間に皮疹が全身にひろがりま

※3　ヒト白血球抗原（HLA）-B*13:01
HLAとは白血球をはじめほぼすべての細胞の表面にある自己／非自己の目印となる多種類の分子で、臓器移植における拒絶反応の原因となる。分子の設計図である遺伝子はヒトの第6染色体にあり、HLA-B*13:01はそのひとつである。

写真5　トリクロロエチレンを約1カ月使って皮疹が生じた腕

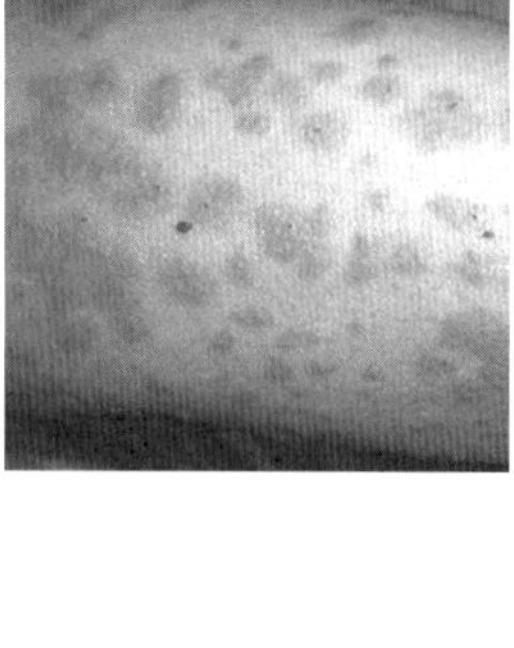

※4　重症薬疹
いくつかの系統の薬で数千人から1万人にひとりの割合で生じる。薬の安全性に関する重要なテーマ。

す。皮膚がはがれてずるむけになり、目、口の中、肛門など、粘膜に強い症状が出ることもあります。多くの場合、白目や皮膚が黄色くなる「黄疸」の症状を呈する、重い肝機能障害も生じます。仕事から離れる時期が遅れ、治療のタイミングを逃すと、失明したり、命を落としたりする危険があります。海外ではこれまでに300人以上が亡くなっており、国内でも死亡した方が報告されています。

私たちは、この過敏症症候群患者が多発した中国広東省の研究者の要請を受け、日中合同の研究チームを組んで患者さんの血液・尿や職場でのトリクロロエチレンの使用状況をくわしく調べました。患者さんの血液を調べると、子どもが必ずかかる「突発性発疹」の原因ウイルスである「ヒトヘルペスウイルス6型」が大きく増えた「再活性化」という状態になっていました。これは、「薬剤性過敏症症候群」というタイプの重症薬疹とまったく同じです。化学物質を扱う仕事をすることで、薬の重い副作用と同じ状態が身体に生じ、体内に眠っているウイルスがあばれ出すことがわかったのは、病気の起こり方についての新しい大きな発見でした。

トリクロロエチレンによる過敏症症候群は予防できるか

化学物質により生じる病気は、身体にとりこまれる物質の量を少なくすることで予防できます。したがって、その量がどのくらいまでなら病気にならないかを調べることが重要です。

トリクロロエチレンが身体の中に入った量が多いか少ないかは、トリクロロエチレンが体内で分解されて尿中に出てくる「トリクロロ酢酸」の量を測ることでわかります。トリクロロエチレンによる過敏症症候群になった人、ならなかった人で尿中のトリクロロ酢酸の量を測ったところ、濃度が15mg／ℓを越えると、30倍以上も病気になりやすいことがわかりました（図表1）。

したがって、過敏症症候群を予防するためには、気化したトリクロロエチレンを一定量以上吸い込まないようにすることが大切です。トリクロロエチレンを使う場所に気体冷却装置を設置して、気化したトリクロロエチレンを吸い込まないよう液体に戻す処理をしたり、部屋に換気装置を設置したり、作業者に防毒マスクの着用を励行したり、といった対策が有効です。

設定した基準値を超えていれば、過敏症症候群になるリスクが大きいと判断し、職場で行っている対策が適正か確認して、不十分な点を改善します。また、従業員教育により、トリクロロエチレンを使う作業者自らが病気についての知識を持つことや、適切なタイミングで健康診断を行い、病気を早期発見するよう努めることも大切です。

図表1　尿中トリクロロ酢酸濃度と病気のなりやすさ（リスク）との関係

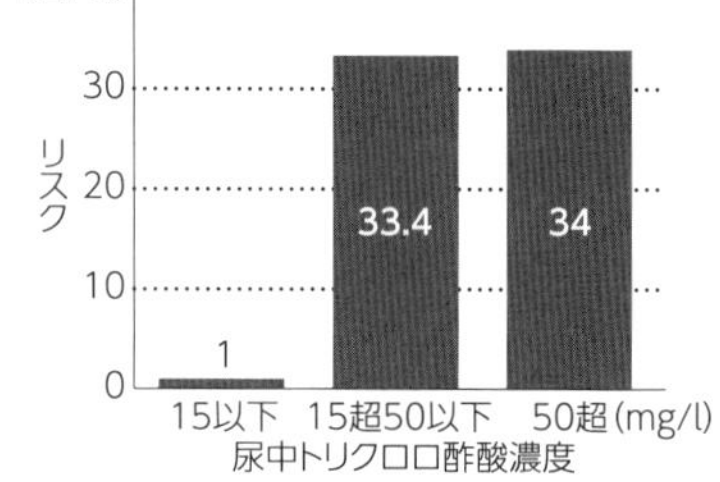

研究成果を社会に活かす

以上のように、私たちはトリクロロエチレンによる過敏症症候群の予防対策を明らかにしました。こうした研究成果は、論文として発表することで、新しい知識として医師や専門家に活用されるだけでなく、法律をはじめとするさまざまな管理の仕組みに反映される可能性が生まれます。

２０１８年、環境省は中央環境審議会の答申を受け、トリクロロエチレンの大気環境基準を「一年平均値が０・１３㎎／㎥以下であること（それまでは０・２㎎／㎥以下）」と改定しました。この改定にあたっては、トリクロロエチレンによるヒトの腎臓がんのリスクが、近年明確になったことに加え、過敏症症候群の発生を予防することとの根拠として、私たちの論文が念頭に置かれました。

わが国には、大気、水、土壌などの環境基準、室内空気質の基準、工場などの職場における環境基準、食品中の残留農薬の基準そのほか、実に多くの化学物質に関する基準があります。そうした基準に安全・安心がどのように担保されているのか、設定根拠の検討過程の多くが公開されています。ぜひ、関心のある基準について参照していただければと思います。そして、そうした基準値の設定に衛生学者が関与し、あるいは衛生学の知見が反映されていることを感じていただければ幸いです。

被災しても生きぬくために
～レジリエント[※1]な自分と社会を目指して

医学研究科麻酔科学・集中治療医学　西部医療センター　教授・統括DMAT[※2]　笹野　信子

地震、津波、台風、洪水、土砂崩れ、火山噴火など数多くの自然災害に見舞われる災害大国・日本。減災へのカギは、私たちひとりひとりが握っています。いつ来てもおかしくない災害に備えるため、個人で気をつけられることをお話しします。

南海トラフ巨大地震が起こったら…

東日本大震災から、はや10年が経ちました。数多くの震災を経験してきた日本国民として、私たちは、災害に対する備えはできているでしょうか？　年月とともにあの惨事は記憶から薄れていき、〝備える〟心もいつの間にか、日々の忙しさにかき消されてしまっているのではないでしょうか？

30年以内に起こる確率が70％以上とされる「南海トラフ巨大地震」、そして、最大級の地震が起こった場合の名古屋市内の被害は、最大死者数約６７００人、

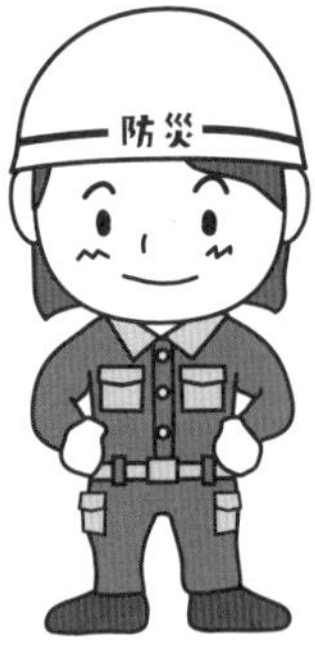

※1　レジリエント
元来は、はね返り・弾力・回復力・復元力がある様子を表す言葉。近年では「さまざまな環境・状況に対して適応し、生き延びる力を持ちあわせている」ことを表現するのに使われる。

※2　DMAT
Disaster Medical Assistance Team（災害派遣医療チーム）の略で、被災地に入り活動する医療チームのこと。専門的な訓練を受けた医師・看護師・業務調整員で構成される。医療そのものだけでなく、多数の患者さんが発生した場合には患者さんを適切な施設に搬送するなど、機動性、専門性を生かした多岐にわたる医療的支援を行う。

負傷者約1万5千人と予測されています。今、私たちは何をどう備えればよいのか、もう一度考えてみましょう（図表1）。

見直してみよう！：家族防災会議

まずは家族みんなで、災害にあったらどうするのか、災害時のための準備は十分か、見直してみましょう。

①家の中の危険と、備えを確認しましょう。

・家具の配置は安全ですか？　転倒・落下防止やガラスの飛散防止はできていますか？　家の中の安全な場所を確認しましょう。

・備蓄品は十分揃っていますか？　飲料水や非常食などを、最低3日分備蓄しましょう。飲料水は大人1人あたり1日3ℓ、3日分で9ℓが目安とされています。

そのほか、簡易トイレ、乾電池、給水タンク（給水車から水をもらうため）、LEDランタン、衛生用品、ウェットタオル／ティッシュなどを準備することをお勧めします。

・避難所には、必要最低限の物資しか配備されていません。避難をする際の非常持ち出し品の中身を確認しておきましょう。一般的な防災・生活用品のほかに、マスクやアルコール消毒液、お薬手帳を備えましょう。お薬手帳があれ

図表1　災害サイクル

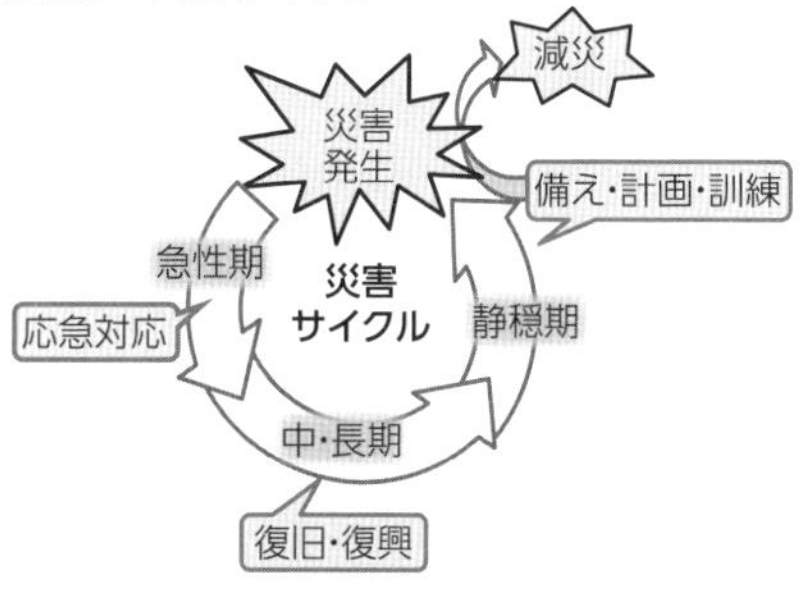

災害はくり返します。その中のフェーズで異なった対応が求められます
現在の愛知県は、「静穏期」であるといえます。今、この静穏期に、来たる災害に対しての備えを充実させることにより、減災へと導くことができます

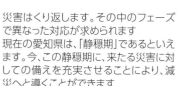

ば、災害時でも必要な薬がすぐにわかります。母子手帳も、すぐに持ち出せるようにしておきましょう。

・消火器の使い方を確認しておきましょう。YouTubeなどの動画で見ることができます。ご家族で使い方と位置を、確認しましょう。

②地域の危険な場所、自分の家の周りが安全か確認しましょう。地震の際に倒壊が不安な古いブロック塀や、土砂崩れが起きそうな場所などの危険はないでしょうか？

・南海トラフ巨大地震が起こった際の被害想定には、以下の資料が参考になります。

・「あなたの街の地震ハザードマップ」（名古屋市提供）：南海トラフ巨大地震の想定震度と液状化のハザードと避難所の場所

・「あなたの街の津波ハザードマップ」（名古屋市提供）：南海トラフ巨大地震が発生した場合の津波浸水被害と津波避難ビルの場所

近年多発している、台風・大雨・河川の氾らんなどによる浸水被害については、「あなたの街の洪水・内水ハザードマップ」（名古屋市提供）が参考になります。

こちらのQRコードより、
各種ハザードマップが
確認できます

避難所と避難経路

ご自身の住んでいる場所にはどんな災害が起こりやすいかという災害リスクをハザードマップで確認できたら、次は避難のシミュレーションをしてみましょう。災害時に自宅で命を守れそうにない場合には、指定救急避難場所[※3]や指定避難所に避難します。それぞれの位置をマップで確認し、家から避難所までの経路と、その途中にあるハザードの確認をします。

スマートフォンやタブレット端末で使える「名古屋市防災アプリ」では、地震や洪水による被害想定や、避難所・津波避難ビルに関する情報、公共交通機関が止まってしまった場合に徒歩で帰宅する際の帰宅支援情報などを確認できます（くわしくは、名古屋市のウェブサイトの「暮らしの情報」をご参照ください）。

災害が起こる前に、実際に市内を歩いて防災訓練や事前学習をすることも勧められます。家族が離ればなれになった場合に、どこで落ちあうか、どうやって連絡を取りあうかも、話しあって決めておきましょう。

※3 **指定救急避難場所**
洪水・内水氾らん、土砂災害、津波、地震の揺れ、大規模な火事…など、害の種類に応じて緊急避難できる場所は異なる。

こちらのQRコードより、
名古屋市防災アプリが
ダウンロードできます

現代社会で最もこわい!? 停電

2018年の北海道胆振東部地震では、震源近くの火力発電所が停止し、そこから連鎖的に北海道内すべての発電所が停止。すべての電気が止まるブラックアウトが起こったため、エレベーター、信号、電車などの機能がすべて停止し、復旧までに45時間もかかりました。19年の台風15号では、強風で電柱がなぎたおされ、千葉県の93万９４００戸で大規模停電が起き、復旧までに約２８０時間を要しました。

現代社会で、電気は欠かせないエネルギーのひとつです。大規模地震だけでなく、風水害でも停電となるおそれがあります。夜間に使用できるランタンや、電源を必要とせず太陽光で日中に充電できるソーラーＬＥＤライト、手動で点灯する懐中電灯も役立ちます。また、携帯電話は、災害時には情報収集や救援要請、そして家族との連絡のために欠かせません。携帯電話を充電するための充電器も、必須アイテムのひとつです。

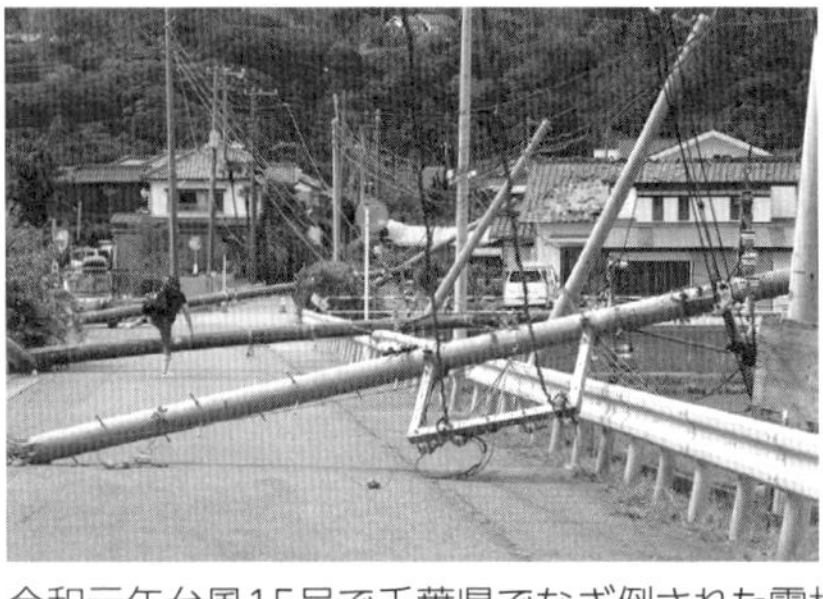
令和元年台風15号で千葉県でなぎ倒された電柱

訓練に参加しよう

災害時には、近隣の人々と呼びかけあって避難したり、避難所で共同生活をしたりと、地域の人々との協力・助けあいが不可欠です。自主防災組織や訓練に参加し、地域の方々とつながって、ともに防災力を向上させましょう。

避難所生活で気をつけること

95年の阪神淡路大震災では、地震が直接の原因で亡くならなかった方が、地震後の混乱の中で命を落としてしまう「災害関連死」が相次ぎ、注目されました。

災害関連死は、東日本大震災や16年の熊本地震でも大きな問題となっています。避難所で健康被害を受け、災害関連死しないために、気をつけたいことをお話しします。

①感染

避難所での集団生活では、感染性胃腸炎などの消化器系感染症や、肺炎などの呼吸器感染症などが流行しやすくなります。避難所ではマスクを着用し、こまめな手洗いやアルコールでの手指衛生を励行するよう心がけてください。

非常持ち出し品の中には、すり込み式エタノール剤やアルコール含有のウェットティッシュを備えて、自分や家族の健康を守りましょう。

②生活不活発病

慣れない避難所生活では、体を動かす機会が減ってしまいます。特に高齢者の場合は、筋力が低下したり、関節が固くなるなどして、徐々に「動けなく」なることがあります。身の回りのことができる方は、なるべく自分で行うようにし、作業があるときには参加したりしてください。周りの人と声をかけあって、積極的に体を動かすようにしましょう。

③メンタルヘルス

大きな災害にあうと、災害そのものにも、生活環境の変化にも、被災者はスト

【コロナ禍の避難所と在宅避難】

避難所は普段より3密（密閉・密集・密接）の状態に近く、衛生状態も悪くなりやすいです。

指定避難所は、「自宅が被災して帰宅できない場合に、一定期間、避難生活を送るための施設」です。自宅が浸水や倒壊する危険性がない場合などには、必ずしも利用する必要はありません。

自分自身と家族が新型コロナウイルス感染症へ感染するリスクを減らすとともに、指定避難所が過密状態になることを防ぐためには、自宅で安全が確保できるのであれば、在宅避難が望ましいと考えられます。また、親戚や友人の家などへの避難も、選択肢のひとつとして考えましょう。

レスを増大させ、頭痛・不眠・腹痛・便秘・動悸・血圧上昇など体の異常や、思考の混乱、集中力の低下、不安、孤独、恐怖、無力感、怒りなどの精神・心理的な反応が起こります。回復までに長い時間が必要となることもあります。自然回復を促すには、「安全・安心・安眠の確保」が重要です。

・安全…余震などのさらなる災害の被害を避け、風雨をしのぎ、体を休めることのできる、安全な場所に避難しましょう。
・安心…公的なスタッフや医療従事者、支援者に、必要なときはいつでも援助を求められ、〝助けてもらえる〟と感じられるような、環境と人との関係性を持ちましょう。
・安眠…体を横たえることができるスペースを確保し、体温を守る寝具や静かな環境で一定時間以上の睡眠がとれるようにしましょう。

心の負担は被災者だけではなく、救援に来られた支援者にも起こり、同様の心身の反応が発生します。支援に来られた方も、被災者をケアするのと同じように自身のケアを行うことが重要です。

被災者・支援者にかかわらず、その場ですぐにできる対処方法のひとつとして、不安を和らげる呼吸法があります。不安が強くなると無意識に息をたくさん吸おうとしてしまいますが、息をたくさん吸いすぎると不安が強くなってしまいます。リラックスするために、ゆっくりと息を吐くことが役に立ちます。

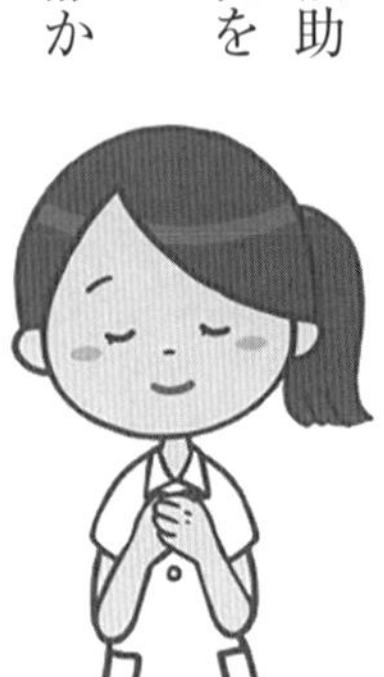

車中泊の場合、気をつけること

感染症などを避けるために、車中泊を選ぶ方も増えていますが、この場合にも注意することがあります。

食事や水分を十分に摂らない状態で、車などの狭い座席に長時間座っていたりして足を動かさないでいると、足の血のめぐりが悪くなって、静脈に血のかたまり（血栓）ができやすくなります。血栓は足から肺に流れていき、血管を詰まらせて、肺血栓塞栓症など重篤な病気を誘発する恐れがあります。これを「エコノミークラス症候群」と呼んでいます。定期的に体を動かし、十分に水分を摂るように心がけましょう。

また、冬場で積雪がある場合、車のマフラーが雪に埋まって排気ガスが車内に逆流すると、一酸化炭素中毒を起こす危険性があります。こちらも十分に注意しましょう。

妊婦さん、産後間もない女性、乳幼児はどうするか

妊婦さんや、産後間もない女性、乳幼児は特に、清潔、保温、栄養に気をつける必要があります。災害により受けたストレスや避難所という特殊な生活環境も、母子にさまざまな影響をもたらします。以下のような症状が続く場合は、医師・

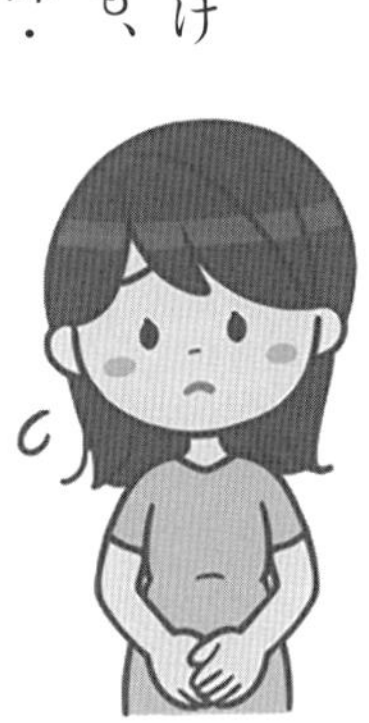

助産師・保健師などに相談しましょう。

①妊婦さんが注意すべき症状

つわりで食事が摂れない、お腹に張りや腹痛がある、膣からの出血、胎動（お腹の赤ちゃんの動き）の減少、浮腫（むくみ）、頭痛、目がチカチカするなどの変化。

胎児の健康状態や、妊婦健診、出産場所の確保に関して不安が生じた場合にも、気軽に相談してください。

②産後間もない女性

発熱、悪露（出血）の急な増加、傷（帝王切開や会陰切開）の痛み・腫れ、乳房の痛み・腫れ。

気が滅入る、いらいらする、疲れやすい、不安や悲しさに襲われる、不眠、食欲がないなどの精神症状がある場合も相談しましょう。

③乳児

発熱、下痢、食欲低下、ほ乳力（おっぱいやミルクを吸う力）の低下

④幼児

食欲低下、落ち着きのなさ、無気力、自傷行為など。いつもの様子と異なることが続く場合は相談してください。

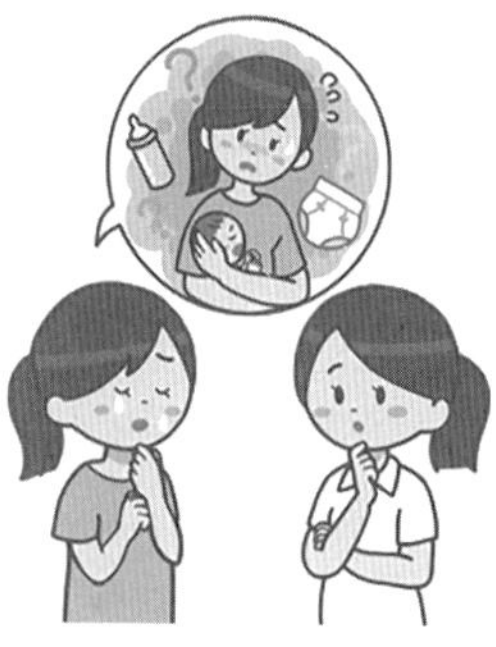

※4　赤は命の危険がある重症患者さん、黄はけがの程度は大きいけれど緊急性が少なく待機的治療となる患者さん、緑は軽症で軽微な処置で対応可能な患者さん、黒はすでに死亡されている方あるいは蘇生困難な方を示します。

慢性疾患のある方

人工透析を必要とする慢性腎不全、インスリンを必要とする糖尿病の方、高血圧、ぜんそく、てんかん、統合失調症などの慢性疾患は治療を継続できるよう、非難のときに常用薬やお薬手帳を忘れずに持ち出しましょう。医療救護所に相談することもできます。

西部医療センターは災害拠点病院です

災害医療は、平時の医療とは異なります。人的物的資源が限られた中で、多数の傷病者に、「最大多数に最大幸福」をもたらすことを目標に行われます。

まずは、ケガや病気の緊急度や重症度によって、患者さんを振り分け（これを「トリアージ」といいます）ます。診察・治療に優先順位※4（赤・黄・緑・黒）をつけて診察します。命の危ない患者さん（赤）を先に診察しますので、軽症の患者さんはお待ちいただくことになります。

名古屋市の場合は、中学校に医療救護所が開設されることになっています。軽症の方はなるべく、医療救護所をご利用ください。災害拠点病院などの大きな病院は、命の危ない重症の方や、入院や手術が必要な中等症の方の治療を中心に対応します。

※5

図上訓練：傷病者を表すカードを用いて、大ホール内で行う訓練。主に、災害対策本部の設営、被害状況の把握と情報伝達、傷病者受け入れの手順を訓練する。

実動訓練：人が傷病者役となり、病院内の実際の各部署に災害対応エリアを展開して行う訓練。災害時の実際の動きを確認する。

初動訓練：部門ごとに行う訓練で、発災直後に被害状況を確認し、本部に報告、災害対応へ移行するまでを訓練する。

外来誘導訓練：平日日中の発災を想定して、どのように外来患者さんを避難誘導するかを訓練する。

通信訓練：病院の被害状況や傷病者の状況を、インターネットを介してEMIS（emergency medical information system：広域災害救急医療情報システム）に入力する訓練。発災直後は、できるだけ早く病院の被害状況を入力・発信することが重要となる。

西部医療センターは、災害拠点病院として、災害時にも医療を継続できるように備えています。昨年度は新たに井戸を作り、発災後3日間の水を確保できるようになりました。また毎年、図上訓練[※5]・実動訓練・初動訓練・外来誘導訓練・通信訓練を行っています。訓練を通して見えた課題に対しては、改善策を考え、それを次年度のマニュアルに盛り込んで改定し、次回の訓練でまたそれを検証します。この作業を毎年くり返し、災害対応能力を充実させるよう、全職員で取り組んでいます。

また、医療を提供するためには、電気・水などのライフライン、物資、そして活動する職員の確保が必須です。これに対して、南海トラフ巨大地震を想定したＢＣＰ[※6]（事業継続計画）を策定し、災害時に医療を提供し続けるためには何が不足しているか、どこが弱いのか、それに対してどう改善し備えていけばよいのかを考え、災害対応の強化に努めています。

〝地域に根ざした大学病院〟・西部医療センターは、大規模災害時にも地域の皆さんに医療を提供し続けられるよう、これからも〝備え〟を強化していきます。

※6　BCP
business continuity planの略。災害などの有事の際に、事業（病院においては医療）の落ち込みを最小限に抑え、かつ早期に回復させるよう、平時に対応策を考えて備える計画のこと。

コラム
Column
3

マインドフルネス ～「今この瞬間」を十分に味わう

医学研究科麻酔科学・集中治療医学　特任助教　酒井 美枝
医学研究科精神・認知・行動医学　教授　明智 龍男

最近話題の「マインドフルネス」。テレビや新聞などで見たことがあるという方もおられるかもしれません。「マインドフルネス」とは、「今この瞬間の体験にありのままに注意を向けること」であり、日本語では「気づき」と表されます。

私たちは、〝今この瞬間〟を生きているように見えて、知らないうちに「過去」や「未来」に思いをはせているものです。たとえば、お茶を飲むとき。その日のできごとを思い出したり〔過去〕、その後の予定を思い浮かべたりしていて〔未来〕、ただお茶を「味わう」ことだけにじっくり向き合うことは意外と少ないものです。

コロナ禍では、先行きの見えない〔未来〕に心が奪われて、心配や不安に巻き込まれてしまうこともあるでしょう。そんなとき、〝今この瞬間〟に立ち戻ることが、少しだけ気持ちを軽くしてくれるかもしれません。

〝今この瞬間〟を味わう機会は、日常のあらゆる場面にあふれています。数分の間、自分の呼吸に注意を向けるのもよいでしょう。楽な姿勢で座り、鼻からの空気の出入りやお腹の動きなど、呼吸の様子を観察します。ほかの考えが浮かんだら、また優しく呼吸に注意を戻しましょう。

食べたり飲んだりするときに、最初の数口を、五感を通して味わってみるのもひとつの方法です。草木の様子を眺める、月を愛でる、音楽に耳を傾ける、身近な人との会話に十分注意を向ける、ペットと遊ぶなど、どんなことでも構いません。何気ない活動を集中して味わうことで、日常が豊かに彩られ、楽しく新鮮に感じられることがあるのです。

さて私は、目の前のお茶をじっくり味わうことにします。みなさんもいかがですか。

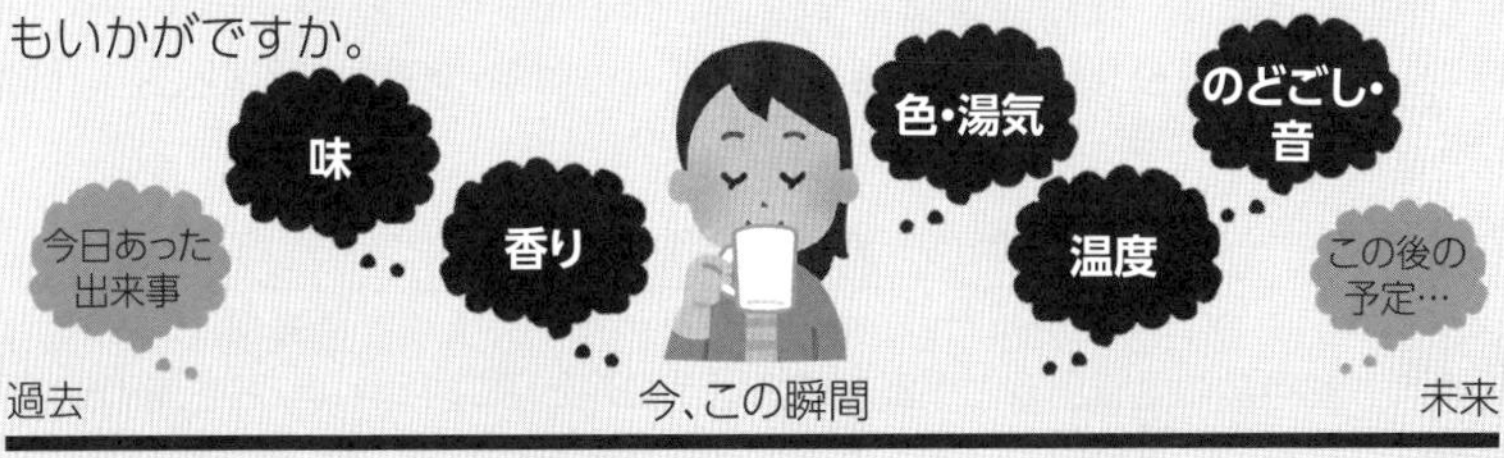
今日あった出来事
味
香り
色・湯気
温度
のどごし・音
この後の予定…
過去
今、この瞬間
未来

執筆者プロフィール

豊田 剛成 とよだ たかなり ●医学研究科神経内科学 西部医療センター 教授

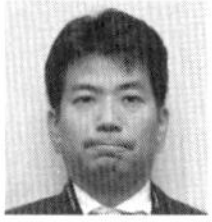

09年名古屋市立大大学院医学研究科博士課程満期退学。11年名古屋市立大病院脳神経内科病棟医長・助教兼務、19年同大医学部附属西部医療センター(※)第二脳神経内科部長・准教授を経て、21年より神経内科学教授。専門は、神経内科学全般。

今枝 憲郎 いまえだ けんろう ●医学研究科消化器・代謝内科学 西部医療センター 教授

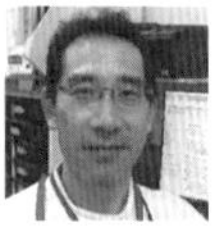

99年名古屋市立大大学院医学研究科博士課程修了。名古屋市立大病院を経て、18年より同大医学部附属西部医療センター(※)内分泌・糖尿病内科部長。専門は、内分泌学、代謝学。

伊藤 康彦 いとう やすひこ ●医学研究科新生児・小児医学 西部医療センター 教授

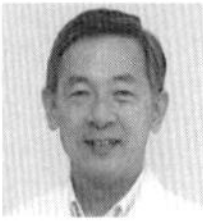

88年名古屋市立大医学部卒業。02年名古屋市立大小児科助教を経て、20年より同大医学部附属西部医療センター(※)第一小児科部長。専門は、小児血液、腫瘍。

三井 章 みつい あきら ●医学研究科消化器外科学 西部医療センター 教授

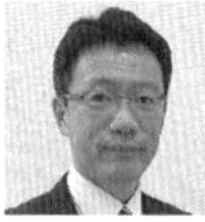

92年名古屋市立大医学部卒業。06年名古屋市立大病院講師を経て、11年より同大医学部附属西部医療センター(※)、21年より副病院長・消化器腫瘍センター長・消化器外科部長兼務。専門は、消化器外科、特に上部消化管手術。

奥山 徹 おくやま とおる ●医学研究科精神・認知・行動医学 西部医療センター 教授

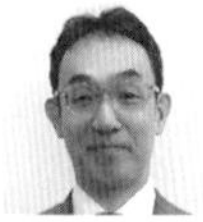

00年東海大大学院医学研究科先端科学専攻博士課程修了。11年名古屋市立大医学部准教授を経て、21年より同大医学部附属西部医療センター(※)精神科部長、緩和ケアセンター副センター長。専門は、サイコオンコロジー、緩和ケア、コンサルテーション・リエゾン精神医学。00年Union International Against Cancerによるフェローシップを受賞、09年日本サイコオンコロジー学会 学会賞を受賞。

秋田 憲志 あきた けんじ ●医学研究科呼吸器・免疫アレルギー内科学 西部医療センター 教授

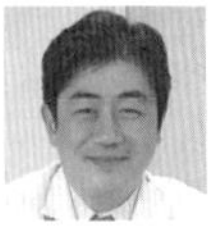

92年名古屋市立大医学部卒業。18年名古屋市立大医学部附属西部医療センター(※)、呼吸器腫瘍センター長、呼吸器内科部長、高度医療教育研究センター教授を経て、21年より病院長補佐兼務。専門は、呼吸器内科、肺がんの診断・治療。禁煙治療。院内感染対策。

荻野 浩幸 おぎの ひろゆき ●医学研究科放射線医学 西部医療センター 教授

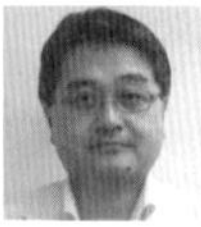

91年福井医科大医学部卒業、07年名古屋市立大病院准教授、09年名古屋市健康福祉局陽子線治療施設整備担当主幹を経て、12年より名古屋市立大医学部附属西部医療センター(※)陽子線治療科教授。専門は、陽子線治療、スペーサー留置術。日本放射線腫瘍学会粒子線委員、日本量子医科学会学術委員。

※旧名古屋市立西部医療センター

内木 綾　ないき あや　●医学研究科実験病態病理学　准教授

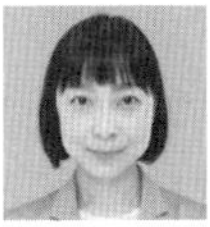

08年名古屋市立大大学院医学研究科博士課程修了。17年名古屋市立大医学部附属東部医療センター(※)病理診断科部長を経て、19年より同大医学部准教授。専門分野は、実験病理学、腫瘍学。16年名古屋市立大学学長表彰、20年日本病理学会学術研究賞などを受賞。

中村 誠　なかむら まこと　●名古屋市立大学医学部　臨床教授

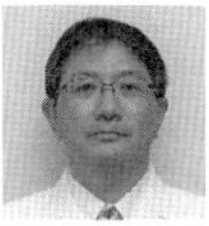

81年名古屋市立大医学部卒業。19年蒲郡市民病院副院長を経て、20年より同院院長。専門は消化器内科。

正木 彩子　まさき あやこ　●医学研究科臨床病態病理学　准教授

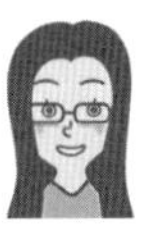

専門は、人体病理学、血液学。

梅本 幸裕　うめもと ゆきひろ　●医学研究科腎・泌尿器科学　西部医療センター　教授

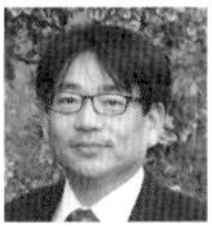

05年名古屋市立大大学院医学研究科博士課程修了。17年名古屋市立大高度医療教育研究センター教授を経て、21年より同大医学部附属西部医療センター泌尿器科部長・教授。専門は、アンドロロジー、男性不妊症、ロボット手術。日本生殖医学会代議員、日本アンドロロジー学会理事。

西川 尚実　にしかわ なおみ　●医学部附属西部医療センター　周産期医療センター長

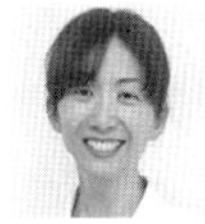

99年名古屋市立大大学院医学研究科博士課程修了。11年より名古屋市立大医学部附属西部医療センター(※)部長を経て、19年より周産期医療センター長。専門は、周産期医療、出生前診断。

上島 通浩　かみじま みちひろ　●医学研究科環境労働衛生学　教授

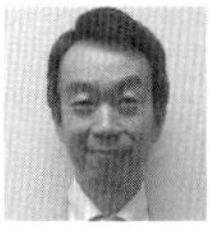

95年名古屋大大学院医学研究科博士課程満了。95年名古屋大助手、97年米国カリフォルニア大学バークレー校客員研究員、98年名古屋大講師、04年同大准教授を経て、09年より名古屋市立大医学部教授。専門は、環境衛生学、労働衛生学。20年国立環境研究所参与(非常勤)。中央労働災害防止協会緑十字賞を受賞。

笹野 信子　ささの のぶこ　●医学研究科麻酔科学・集中治療医学　西部医療センター　教授・統括DMAT

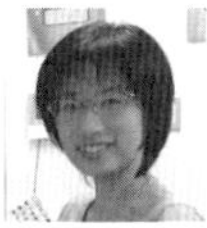

89年名古屋市立大医学部卒業。07年いなべ総合病院麻酔科医長を経て、11年より名古屋市立大医学部附属西部医療センター(※)麻酔科部長・集中治療部部長、18年より災害医療センター長。専門は、麻酔科学、集中治療医学、災害医療。

※旧名古屋市立西部医療センター

名市大ブックス⑩

地域に根ざし、寄り添う医療
～西部医療センターの挑戦

2021年12月10日　初版第1刷　発行

編　著　名古屋市立大学
発行者　勝見啓吾
発行所　中日新聞社
〒460-8511 名古屋市中区三の丸一丁目6番1号
電話 052-201-8811（大代表）
052-221-1714（出版部直通）
郵便振替 00890-0-10
ホームページ https://www.chunichi.co.jp/corporate/nbook/
印　刷　長苗印刷株式会社
デザイン　全並大輝
イラスト　mikiko

ISBN978-4-8062-0789-4　C0047